朝日脳活ブックス

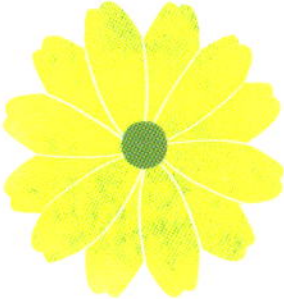

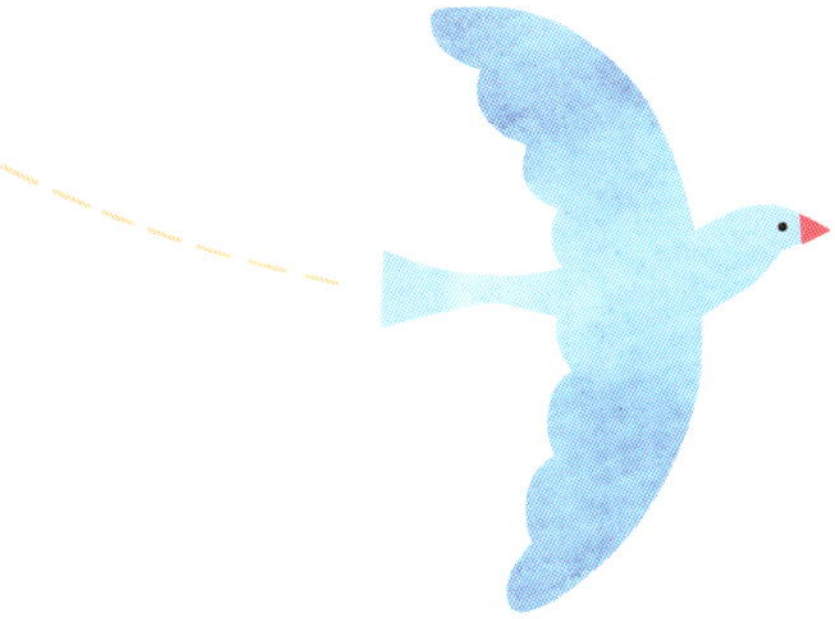

美しい文字が書ける

書き込み式

# 脳活ペン字練習帳



手本・監修
日本書字文化協会会長　大平恵理

朝日新聞出版

INTERVIEW

# 書写からはじめる脳の健康生活

ストレス解消から認知症予防まで、多くの効果が期待できる「書写」。
脳科学のスペシャリストの視点から書写の可能性を探ります。

## 文字を書くことを習慣化すれば ストレス軽減や認知症予防にも

私は「生活習慣」「遺伝子」「脳画像」「認知力」の面から、認知症リスクを下げる要因をさぐる疫学の研究をしています。その研究を通して**「運動」「趣味」「好奇心」「コミュニケーション」の４要素が認知症予防に有効**だということが分かってきました。本書は、このなかでも「趣味」になりうる「書写＝書くこと」を通して認知症の予防ができるのではないか、という視点からスタートしています。

文字を書くときは、集中して紙に向かいますね。この「集中」が大切。一日のなかで少しでも何かに集中できる時間を持つことで脳と体がリフレッシュし、日々のストレスが軽減され、結果的にそれが認知症やうつのリスクを下げると考えられるのです。もちろん楽器演奏やカメラなど、どんな趣味でもいいのですが、「書写」は特別な初期投資が不要なので気軽に始められます。

**脳の構造**

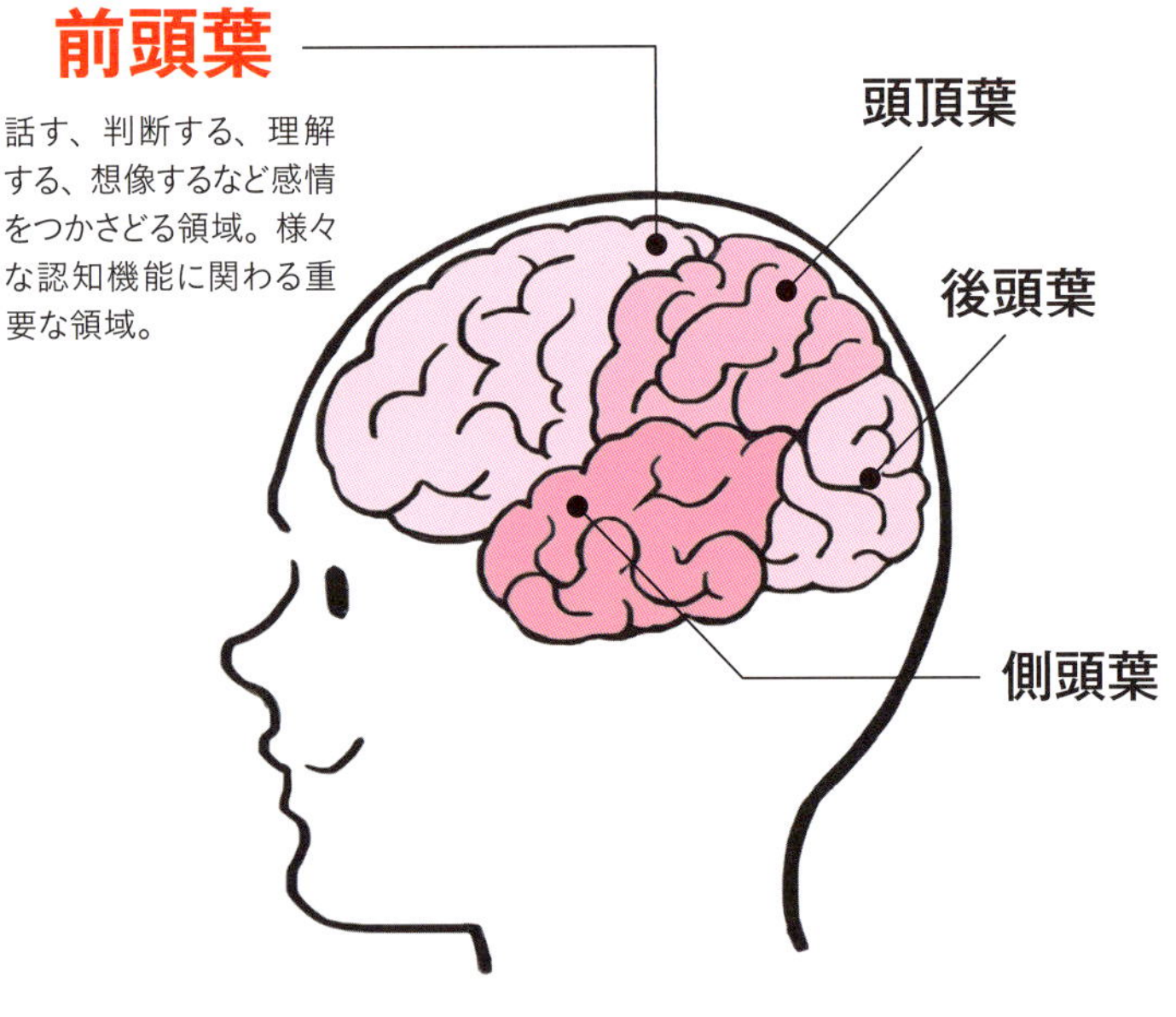

前頭葉
話す、判断する、理解する、想像するなど感情をつかさどる領域。様々な認知機能に関わる重要な領域。
頭頂葉
後頭葉
側頭葉


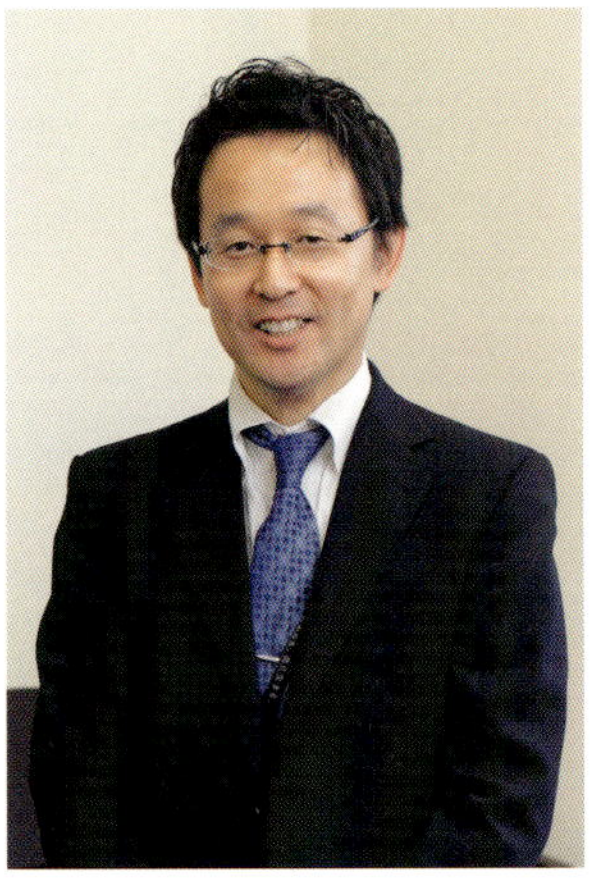


PROFILE
瀧 靖之
（たき やすゆき）
東北大学加齢医学研究所教授。医師。医学博士。東北大学スマート・エイジング学際重点研究センター、東北大学加齢医学研究所および、東北メディカル・メガバンク機構で、脳の発達、加齢のメカニズムを明らかにする研究者として活躍している。

# 知っておきたい、**脳のしくみと認知症のしくみ**

人はどのようにして認知症になるのでしょうか。それにはまず脳の仕組みを知ると理解が深まります。脳はおおまかに「大脳」「小脳」「脳幹」の3つに分かれていて、なかでも大脳は脳の根幹になる大切な部分。さらに大脳は「後頭葉」「側頭葉」「頭頂葉」「前頭葉」の4つに分けられます。人間の営みにもっとも必要なのが前頭葉の「前頭前野」と呼ばれる部分です。**前頭前野は、話す・集中する・判断する・想像する・感情のコントロールをするといった人間の高度な行動をつかさどっています。認知症の発症は、この前頭葉の衰えと密接な関係にある**のです。

前頭葉は、思春期頃に発達が完了し、なんとその後は加齢とともにゆるやかに萎縮し衰えてしまいます。その衰えが一定の基準に達することで認知症の症状が出始めるのです。その萎縮・衰え方には個人差があり、どうすればそのスピードがゆるやかになるのか、というのを調べるのが私の研究というわけです。

ここでひとつ興味深い調査結果を紹介しましょう。健康な40~70代の4人の男性の脳を調べたところ、萎縮の程度には生活習慣と知的好奇心レベルによって大きな差が出ることが分かりました。そして知的好奇心レベルに注目して8年間追跡研究をしたところ、**知的好奇心が高い人のほうが脳の萎縮が遅く、脳の健康が保たれた**という結果が出たのです。

## 認知症発症の過程

※図はイメージです

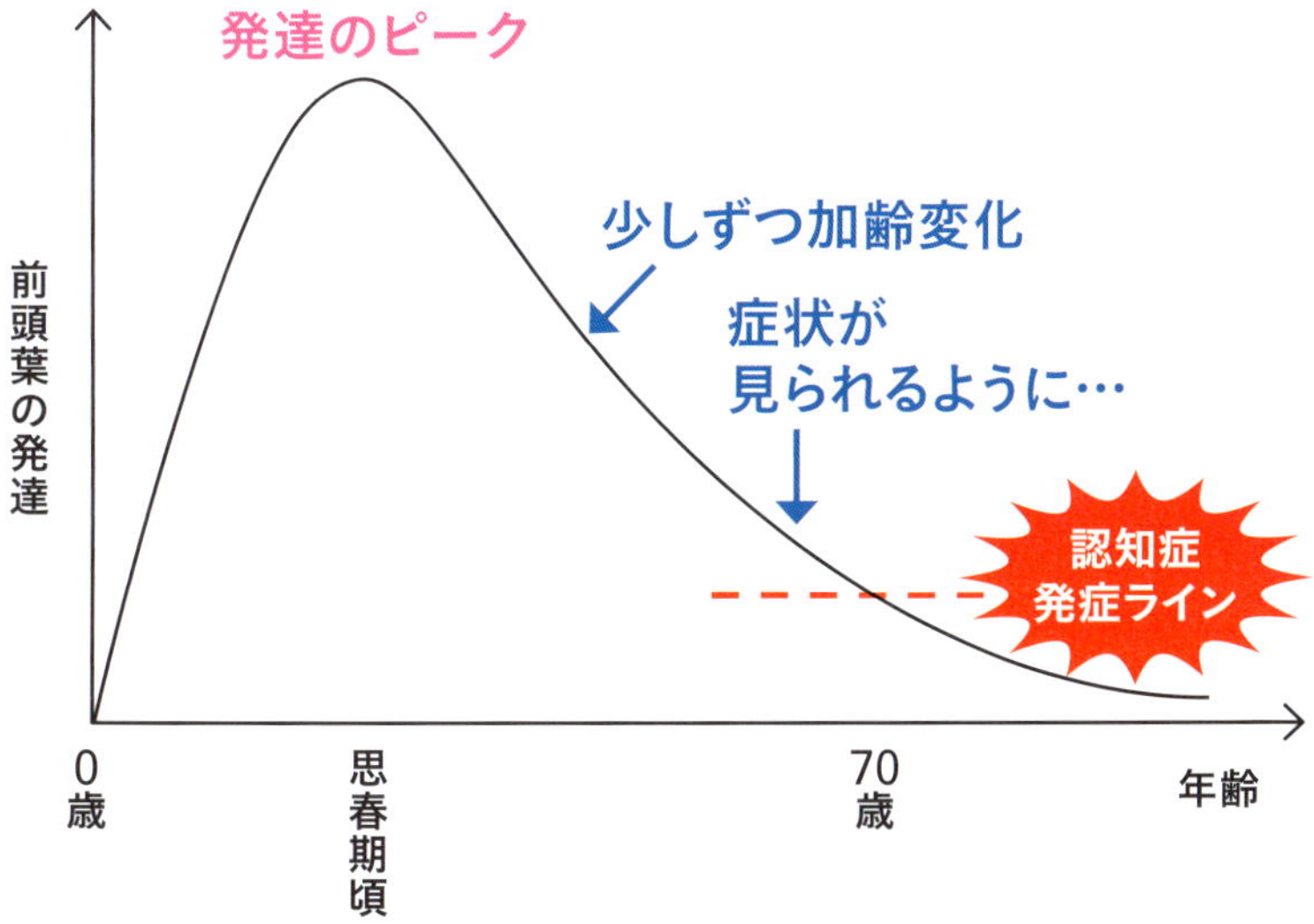


前頭葉は、思春期頃を境に衰える。衰えがある一定の基準に達したとき、認知症の症状が出る。

## 脳を若々しく保つ要素

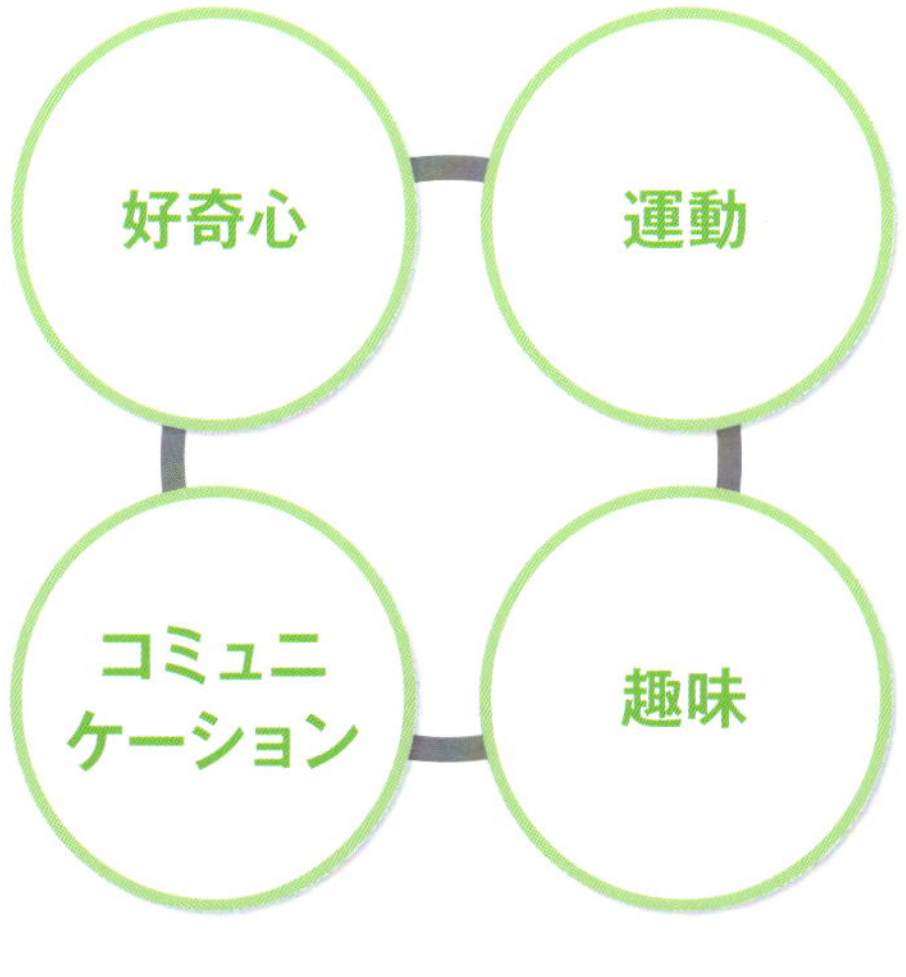


4つに関連した行動は脳を刺激し、その健康を維持することができるとされています。

## 楽しい・わくわく・幸せで健康脳が保たれる！

知的好奇心を刺激するときに、「書写」は一役買ってくれます。例えば、学生時代に目にした近代文学や古典作品の文章。時を経て目にするとまた**違った印象を受けたり、新しい発見をすることが脳への刺激になる**でしょう。また世界遺産の名前を書くことで、その地理や歴史にまで**イマジネーションが広がり、ひいては旅行の計画を立てるといった、次の行動につながる**可能性もあります。一風変わった地名や駅名を知ることで、**思わず人に話したくなるなど、そこからコミュニケーションが広がれば最高**です。本書では、知的好奇心を高める文字の手本を多数用意しています。手本の近くには、なるべく「豆知識」コラムを設けました。ぜひ楽しみながら取り組んでください。

私は「幸せな人は長生きする」とよく言います。この幸せとは〝お金がある〟とか〝社会的地位が高い〟ということではなく、〝日々の生活が愛おしい〟といった**自分だけが感じられる幸福度＝主観的幸福度**のことを指しています。知的好奇心を刺激して日々を楽しく過ごせば、主観的幸福度を上げてくれるはずです。

医学的に見ると、この主観的幸福度がストレスレベルを下げる要因のひとつであり、幸福を感じることで体がリラックスして副交感神経が刺激され、その結果、有病率が減って健康寿命が延びることが分かってきました。

### 認知症発症の予防のイメージ

※図はイメージです

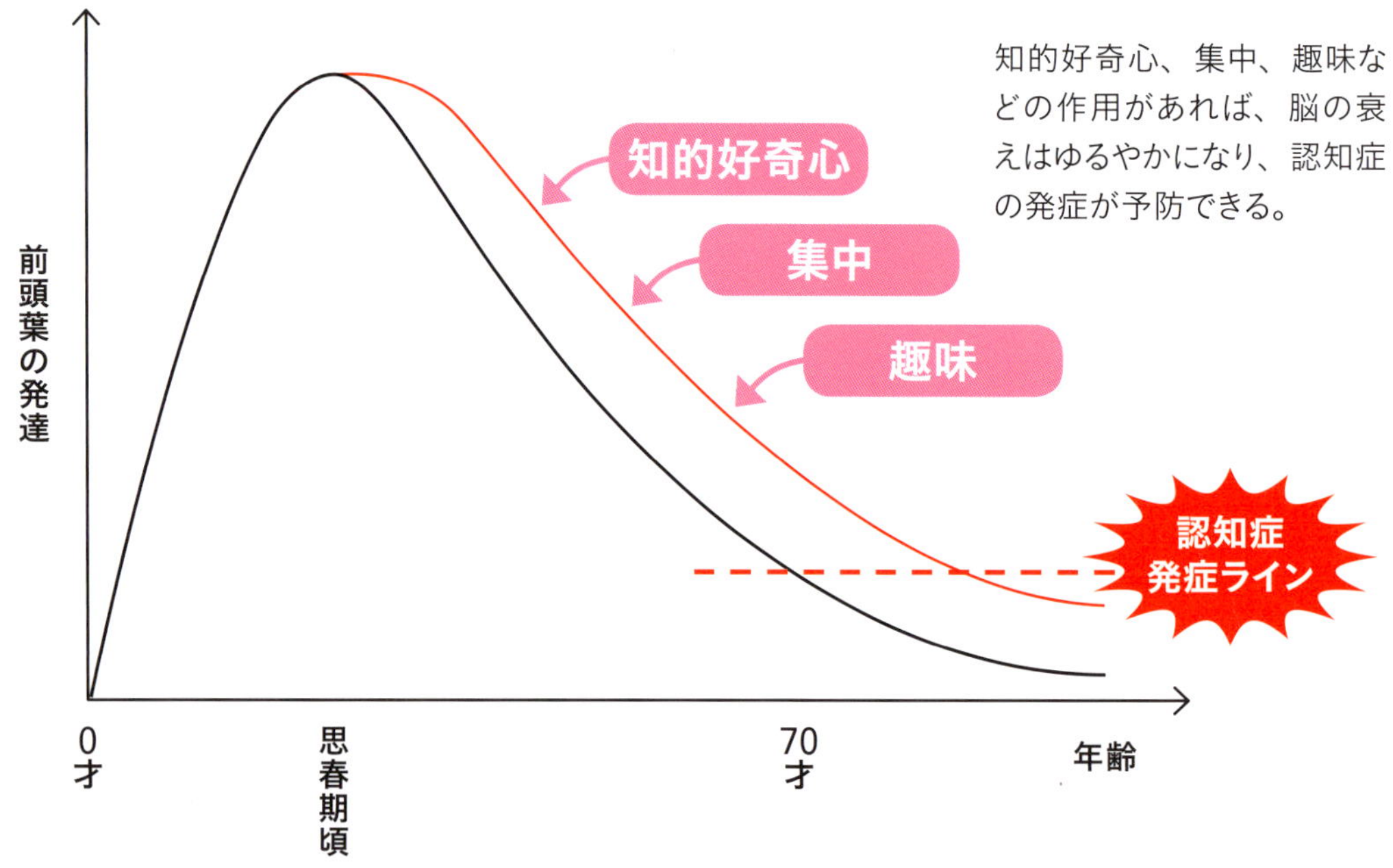

知的好奇心、集中、趣味などの作用があれば、脳の衰えはゆるやかになり、認知症の発症が予防できる。
知的好奇心
集中
趣味
認知症発症ライン
前頭葉の発達
0才
思春期頃
70才
年齢

# 正しい巧《こう》緻《ち》運動で予防効果を上げる！

ここまで見てきたように、「書くこと」は、集中力を高め、知的好奇心を刺激する、認知症対策にうってつけの「趣味」といえます。ただしそれだけでは好きな紙に自由に書けばいいということになり、ちょっと物足りません。そこで本書では、もっと効果を上げるためのアイデアをちりばめました。それが「正しい巧《こう》緻《ち》運動」です。

楽器を演奏することは脳に刺激を与え、認知症予防や子どもの脳の発達に役立つと言われていますが、文字を書く行為も楽器演奏と共通する部分があります。それは、**指先はもとより身体の隅々にまで意識を向ける「巧緻運動」**であるということ。美しい文字を書くためには、正しい姿勢でペンを正しく持ち、呼吸を整えながら細かな「筆圧」にまで気を配ることが求められます。こういったことを、本書では丁寧に解説しています。**健康脳を保つための書写をしているうちに、美しい文字を書けるようになっている**のです。

始めて三日坊主で終わってしまっても、まったく問題ありません。少しでも関心・興味を持って何かに打ち込むことは、それだけで脳を刺激するからです。本書では、毎日の文字練習をもっと楽しめるように、各見開きに日記欄を設けています。実はこちらも「記憶を呼び起こす」という健康脳に役立つ仕掛けとなっていますので、ぜひ楽しんでみてください。気負わず、気軽に、楽しく、ペン字練習を始めてみましょう。

平成29年1月

## 本書の相乗効果

**正しい巧《こう》緻《ち》運動**

筆圧　姿勢　呼吸

＋

**脳へのポジティブな刺激**

趣味　集中　幸福　知的好奇心　楽しい

・**脳**を**健康**に保つ！
・**文字**が**きれい**になる！

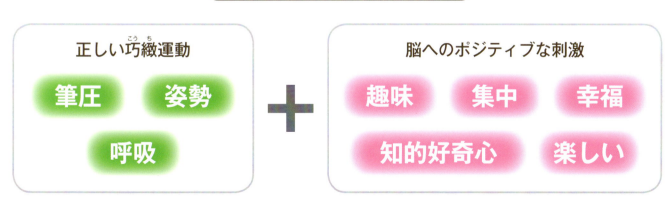

対談

# 「書写」で広がる幸福な生活

瀧 靖之（東北大学加齢医学研究所教授）× 大平恵理（日本書字文化協会会長）

## きれいに書くだけではなく“書きたい言葉”を書くこと

**瀧**：大平先生は教室をされていますよね。本書は大人を意識した本なのですが、子どものうちから「書写」を始めるとすごくいいと思います。近年、書道離れが進んでいると言われていますが、実際、書の現場ではどうなのでしょうか？

**大平**：小・中学校の義務教育課程に「書写」が入っているのですが、それが、高校生になると「芸術科目」になるんです。その基礎基本から芸術書道へのつながりがなかなかうまくいかず、高校の芸術書道で一所懸命に指導した子たちが、その後「書」に親しむ人になっていないとも言われています。また、私が一番問題だと思うのは、「書きたいこと」がないのだろうということです。

**瀧**：なるほど。

**大平**：字をきれいに書こうとすると、文字の大小や造形的な美しさなど視覚的なことにこだわりがちですが、本来は「これを書きたい」「この言葉が好きだ」という、その言葉そのものの力を感じることも同時にやっていかないといけない。私の教室でも、筆の扱い方や字形の整え方を教えるとともに、作文や音読の授業も並行してやっています。言葉の世界を広げることに力を入れているのです。それが、筆を持って字を書きたい、ペンを持って誰かに手紙を書きたいという思いにつながるだろうと。

**瀧**：私は趣味でピアノを弾くのですが、ピアノも似たところがあって、子どもの頃に習っていても、継続して趣味としている人が少ないんですよ。「この曲が好き」という興味や楽しみがないと続かないですから。大人になると「楽しい」という要素はなおさら必要ですね。「書写」で言えば、『竹取物語』とか、『伊勢物語』とか。そういうものを再現してみたいと思う方もきっといらっしゃいますよね。

**大平**：子どもはみんな『かぐや姫』としては知っていますが『竹取物語』は知らないわけです。でも実は、千年以上前の物語なんだと知ることが、知的好奇心を刺激して面白さにつながります。学校でも、伝統的言語文化に親しむ授業が増えているみたいですね。

## ひとつの能力を伸ばすことでほかの能力も伸びてくる

**大平**：私は小学生くらいの子を教える機会が多いのですが、いろんな子どもたちがいます。1回教えれば1回で習得する子もいれば、30回、50回とかかる子がいるんです。小学校低学年のときはまったくできなかった子が、中学生になって全国大会で優秀な成績を修めたりすることも多くて驚かされます。

瀧：それは脳科学の立場から見てもとても興味深いですね。いわゆる自閉スペクトラム症、あるいは学習障害の子どもたちは不器用なところがあるんですよ。彼らは、能力自体は高いのですが、その力の配分が苦手なんですね。例えば、我々は人と会話をするとき、相手と話すことに50%、自分の中で考えることに30%と、力を割り振っているところを、彼らは95%ぐらいの力で何かに集中する。だから、コミュニケーションが苦手だったり、あるいは繰り返し行動が多いとされています。でも、その能力はとても高かったりするので、トレーニングを重ねていくと、とてつもない能力を発揮することもある。

さらに、脳科学的に見ると、単に能力が伸びただけではない、もっとすごい効果があるのです。それは、ある能力が伸びると、ほかの能力も一緒に伸びてくる「汎化《はんか》」という作用です。得意なことをどんどん伸ばすと、同時に苦手とする社会性も伸びてくるということがあります。ある特定の分野の能力を伸ばすということは、実は本人にとって二重、三重に幸せなことなんですね。

大平：ええ。少しコミュニケーションに問題がある子かもしれないなと感じていても、いつの間にか普通になっていたりしますからね。

瀧：それがまさに「汎化」ですね。この「汎化」は、一般的な子どもはもちろん大人にも見られることです。

## 「書写」を趣味にすることで脳の活性化に！

瀧：古典文学を書写し、物語を味わいながら練習するなど、ただ書くだけではなくて、そのまわりのことを一緒に学ぶことが大切です。「書写」を趣味として深めていくとそういった楽しみが得られるとともに、脳が活性化されることも充分に考えられます。楽しみながらやるとストレスレベルも下がりますし、結果的にいろんな疾病《しっぺい》のリスクが下がります。もういいことづくめですよ。

大平：ええ。本書のお手本には、面白い地名もいっぱいありますしね。ちょっとやそっとじゃ読めないような(笑)。

瀧：大人になると、そういう雑学って楽しいですよね。書写の練習に少しでもそういったエッセンスが入っていることで何倍も楽しめます。主観的幸福度って、そんなちょっとしたことなんですよね。本書を買っていただいた方には、ぜひ楽しみながら「書写」の世界に浸っていただきたいですね。それが脳にもよい影響を及ぼすことは間違いありませんから。

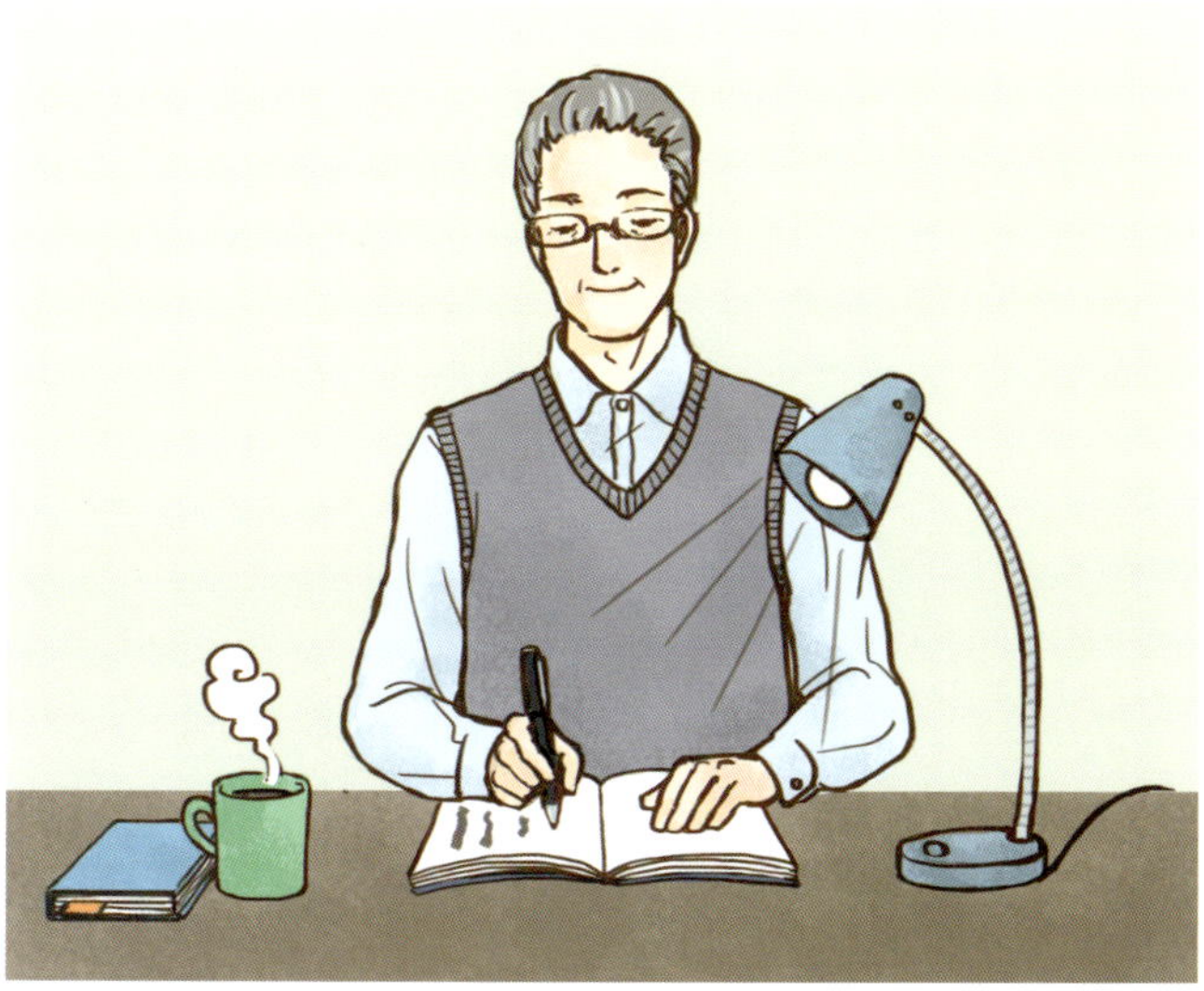

# 脳活ペン字練習帳の活用法

**美しい文字が書けるのはもちろん、健康脳の維持にも役立てるように本書の活用法をご紹介します。**
**正しい字を書くために、お手本でポイントを踏まえて、「なぞり書き」をしましょう。コピーをとるなどすれば何度も使えます。**

## ペン字練習のポイント

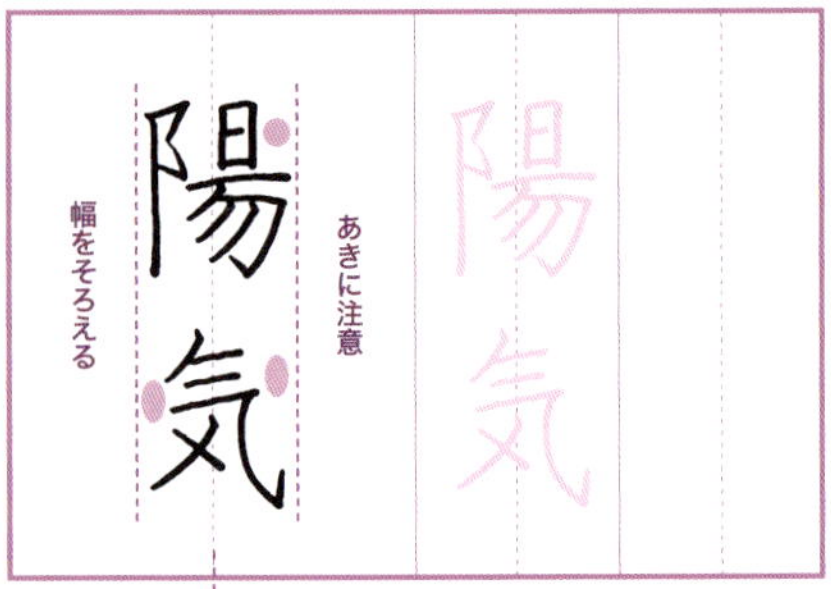


語句練習でも詳しく解説をしているページがあります。参考にしてください。

お手本の解説。書き方のポイントが紹介されています。

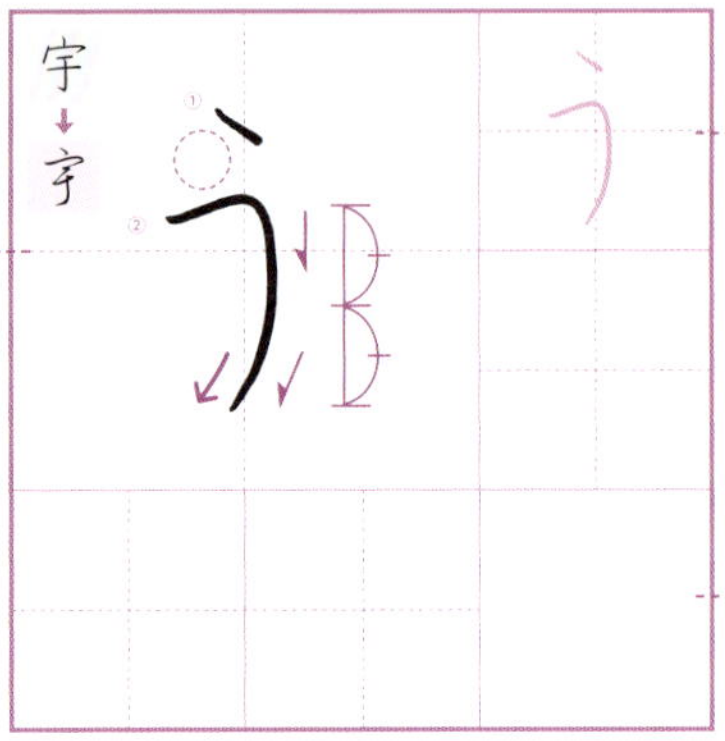


お手本を見たら次はなぞり書き。

練習スペースです。お手本やガイドラインを頼りにしながら練習をしましょう。

## 脳活ポイントをチェック！

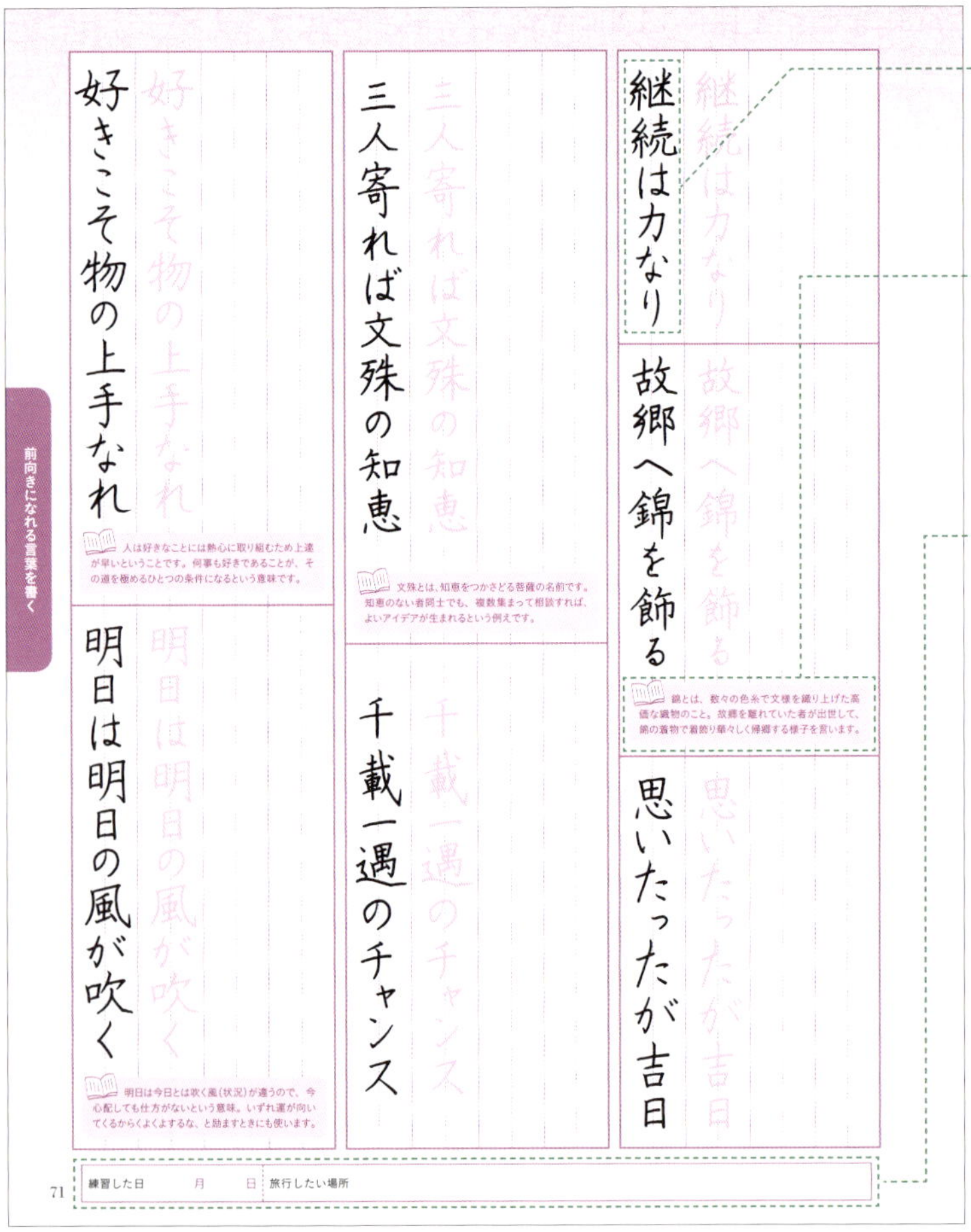


**ポイント 1**
### ポジティブな言葉で文字練習
義務感で文字練習をしても脳活にいいことはありません。気持ちが晴れやかになるポジティブな言葉を書写して脳を刺激しましょう。

**ポイント 2**
### 豆知識で解説
好奇心が刺激されると脳は活動的になります。本書では語句にまつわる豆知識を随所に掲載しています。ペン字練習をしながら知識や興味を広げていき、楽しく脳活をしましょう。

**ポイント 3**
### 日記を書いて脳を刺激
日々の出来事についての記憶をエピソード記憶といい、これを鍛えると脳の活動が活発になります。練習のたびに各見開きに用意された日記をつけて、エピソード記憶を書きとめておきましょう。時々読み返せば、いっそう効果的。

### もっと 脳活のヒント
- 指先までしっかりと集中。姿勢に気をつけて、正しい書き方を身につけて。
- 本やインターネットで気になった言葉を調べましょう。好奇心が脳を刺激します。
- 書く文字を声を出して読み上げながらペン字を練習して、脳を刺激しましょう。

美しい文字が書ける

書きこみ式

# 脳活ペン字練習帳 目次

# ペン字練習と脳活に適した 持ち方・書き方・座り方

**書くときの姿勢、安定したペンの握り方など事前に知っておきたいポイントを押さえておきましょう。正しい巧緻《こうち》運動は脳活性効果を上げてくれます。**

## 力を抜いてリラックス 自然な姿勢を意識して

文字を書くときに気をつけたいのが正しい姿勢です。意識していないと背中が曲がったり、肘《ひじ》をついて体が左右に回転してしまうことがあります。そうすると文字列が崩れてしまい、きれいな曲線が書けなくなってしまいます。ここでは、正しい姿勢のポイントを紹介。まず椅子に座り、背筋を伸ばし、こぶしひとつ分机と椅子の背もたれから体を離しましょう。本書を正面に広げて、ページをまっすぐ見下ろせる位置に置きます。左手で本書を支え、重心を少し前に傾けながら書き始めます。ペンの持ち手や筆圧など、正しい書き方を意識することも忘れずに。これらは美しい字を書くためのポイントであるとともに、巧緻運動によって脳を刺激する要素でもあるのです。

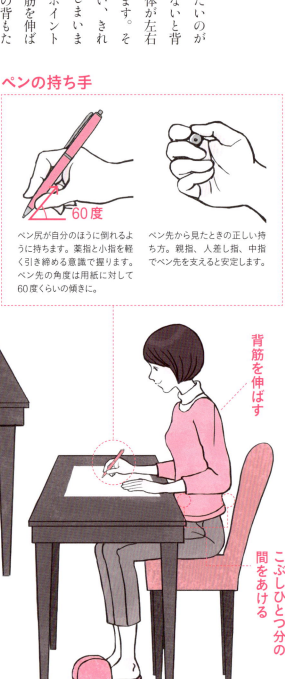

### ペンの持ち手

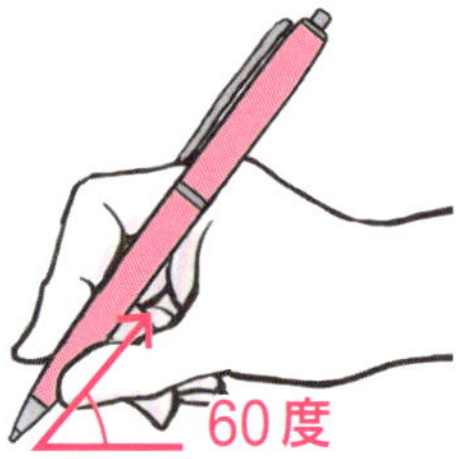
60度

ペン尻が自分のほうに倒れるように持ちます。薬指と小指を軽く引き締める意識で握ります。ペン先の角度は用紙に対して60度くらいの傾きに。

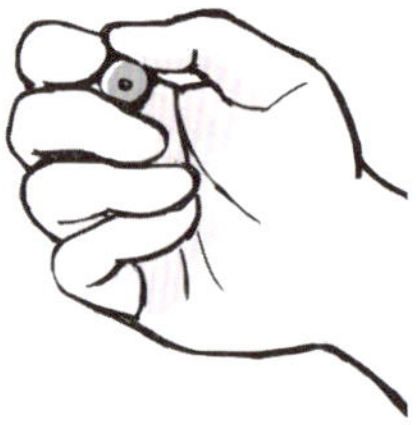

ペン先から見たときの正しい持ち方。親指、人差し指、中指でペン先を支えると安定します。

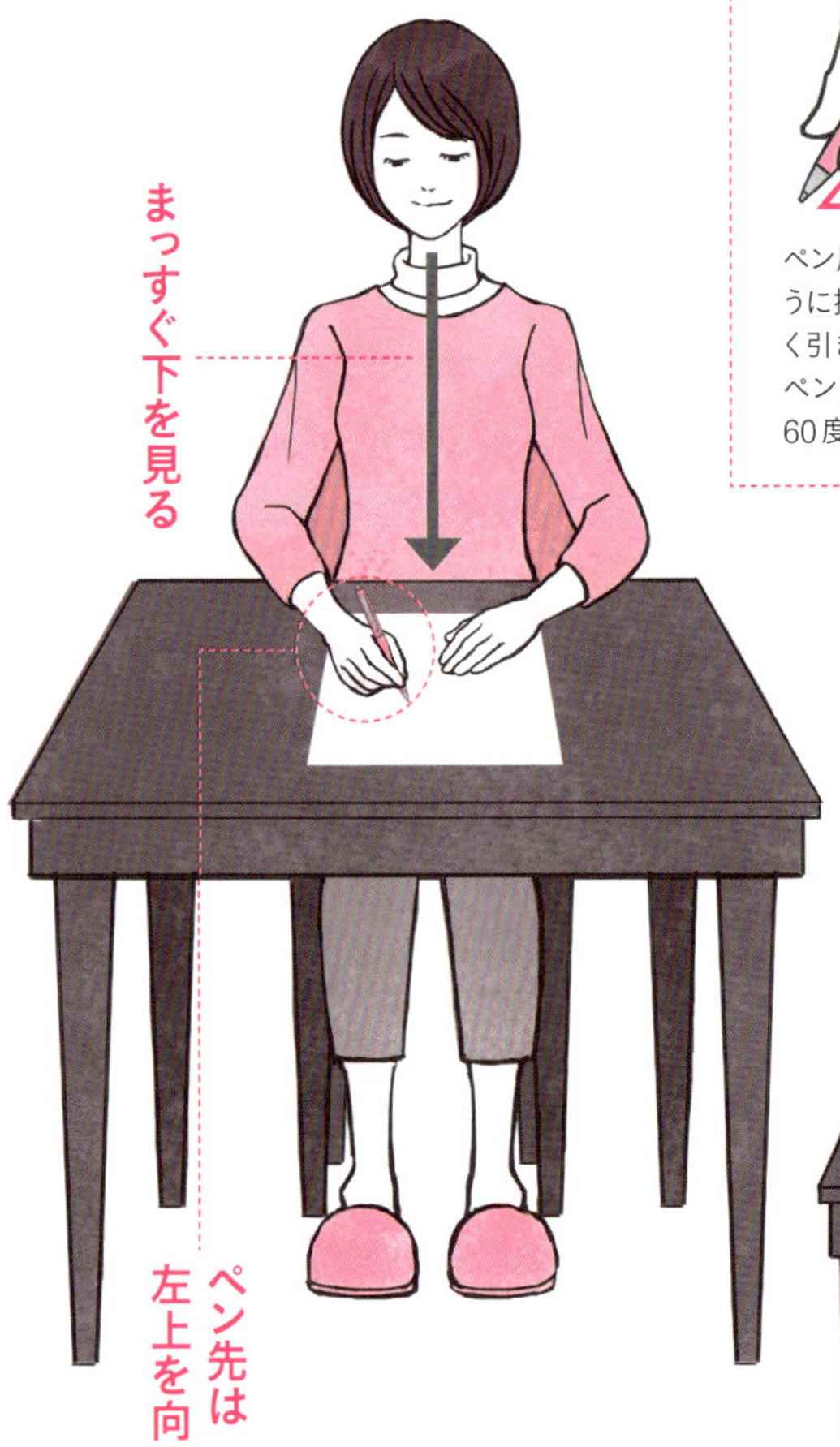
まっすぐ下を見る
ペン先は左上を向くように

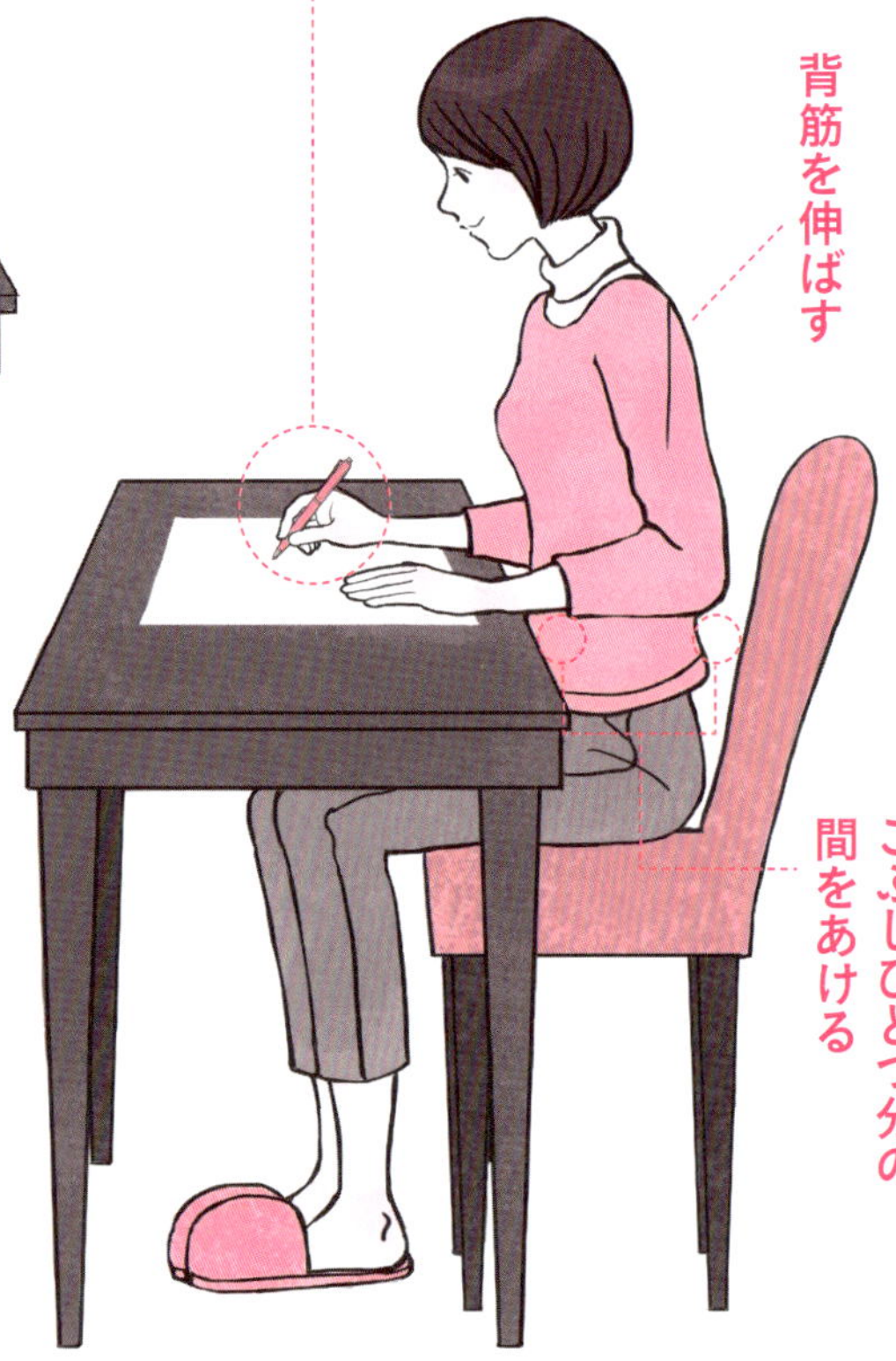
背筋を伸ばす
こぶしひとつ分の間をあける

書くときには正しい姿勢からまっすぐ視線を落とし、字形が確認できるように手の位置にも気をつけましょう。正しい持ち方をすることで手も疲れず練習することができます。

## ◆ 字の見方

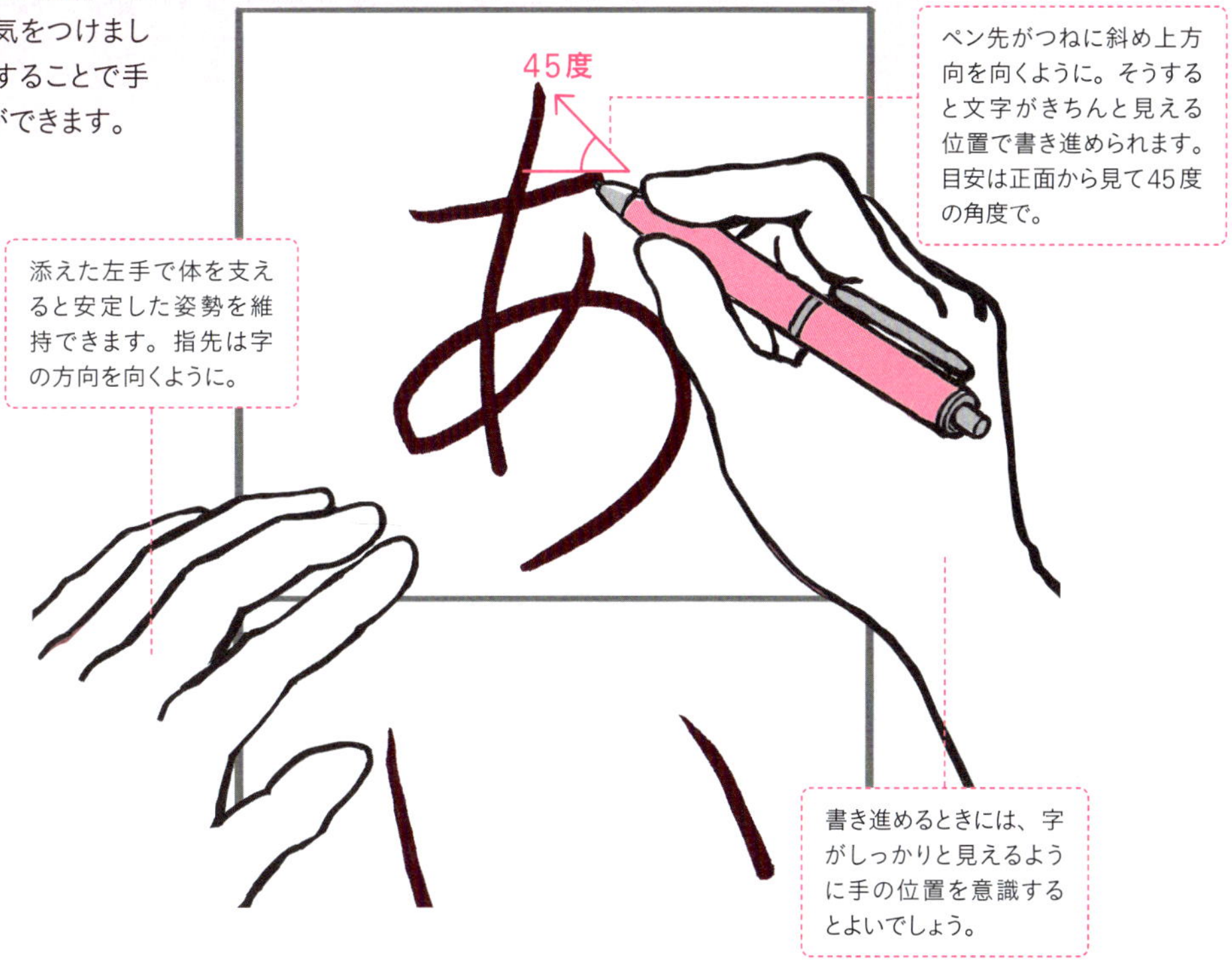
45度
ペン先がつねに斜め上方向を向くように。そうすると文字がきちんと見える位置で書き進められます。目安は正面から見て45度の角度で。
添えた左手で体を支えると安定した姿勢を維持できます。指先は字の方向を向くように。
書き進めるときには、字がしっかりと見えるように手の位置を意識するとよいでしょう。

## 下敷きを使う

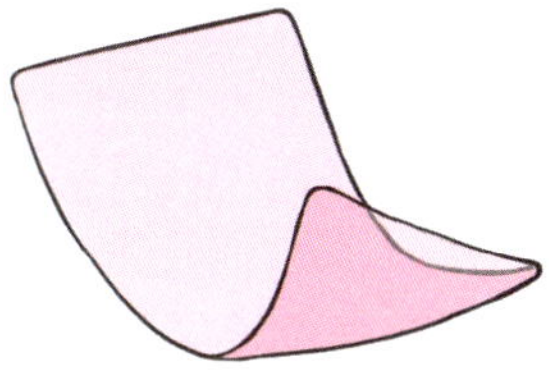

練習をするときにおすすめしたいのがゴム製や塩化ビニール製のやわらかい下敷きです。適度な弾力があるので、筆圧も意識しやすくなります。

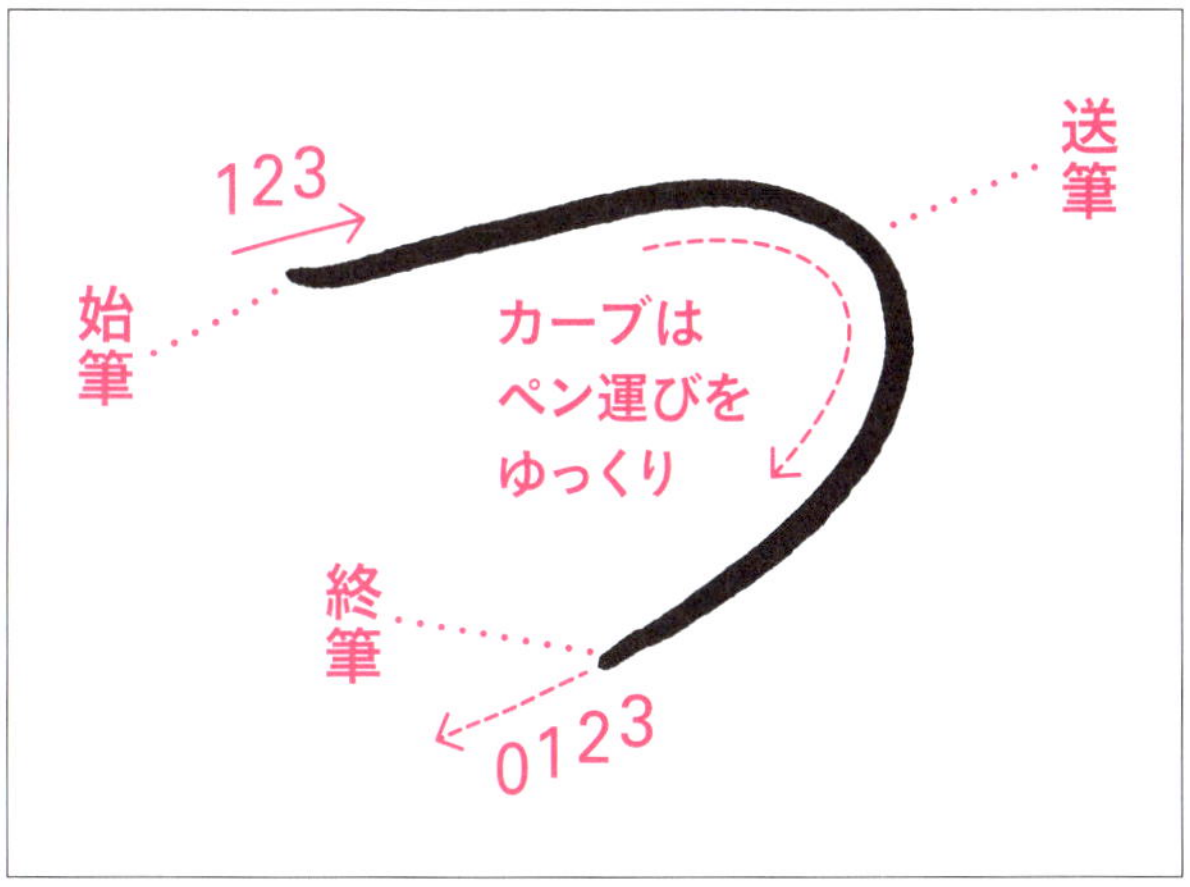
123
始筆
送筆
カーブはペン運びをゆっくり
終筆
0123

## 筆圧の違いを意識すれば美文字に近づく

書写の基本用語に始筆、送筆、終筆があります。始筆とは点画や線の始まり、終筆は線の終わりで「止め・はね・払い」のこと。送筆とは始筆と終筆の間、線の運びの部分です。美しい字を書くには始筆を1→2→3の筆圧で始め、終筆で払うときは筆圧を3→2→1→0の筆圧で終わらせます。筆圧の違いを出すのは慣れがすべてですので、意識しながら自分のペースで練習をしましょう。

### 筆圧を意識して文字を書こう

**筆圧 1**

ペンを持ち、紙にのせた状態で力を入れずに線を書く。

**筆圧 2**

筆圧1の状態から少しだけ力を加えて書く。

**筆圧 3**

しっかりと力を入れて線を書く。

# 線を書いてウォーミングアップ

美しい文字を書くために、まずは基本の線を練習しましょう。さらにこれらの線を使って形作られるひらがなを取り上げていきます。

## 横の折り返し線

線をなぞって字を書くときの手の動きを実感しましょう。

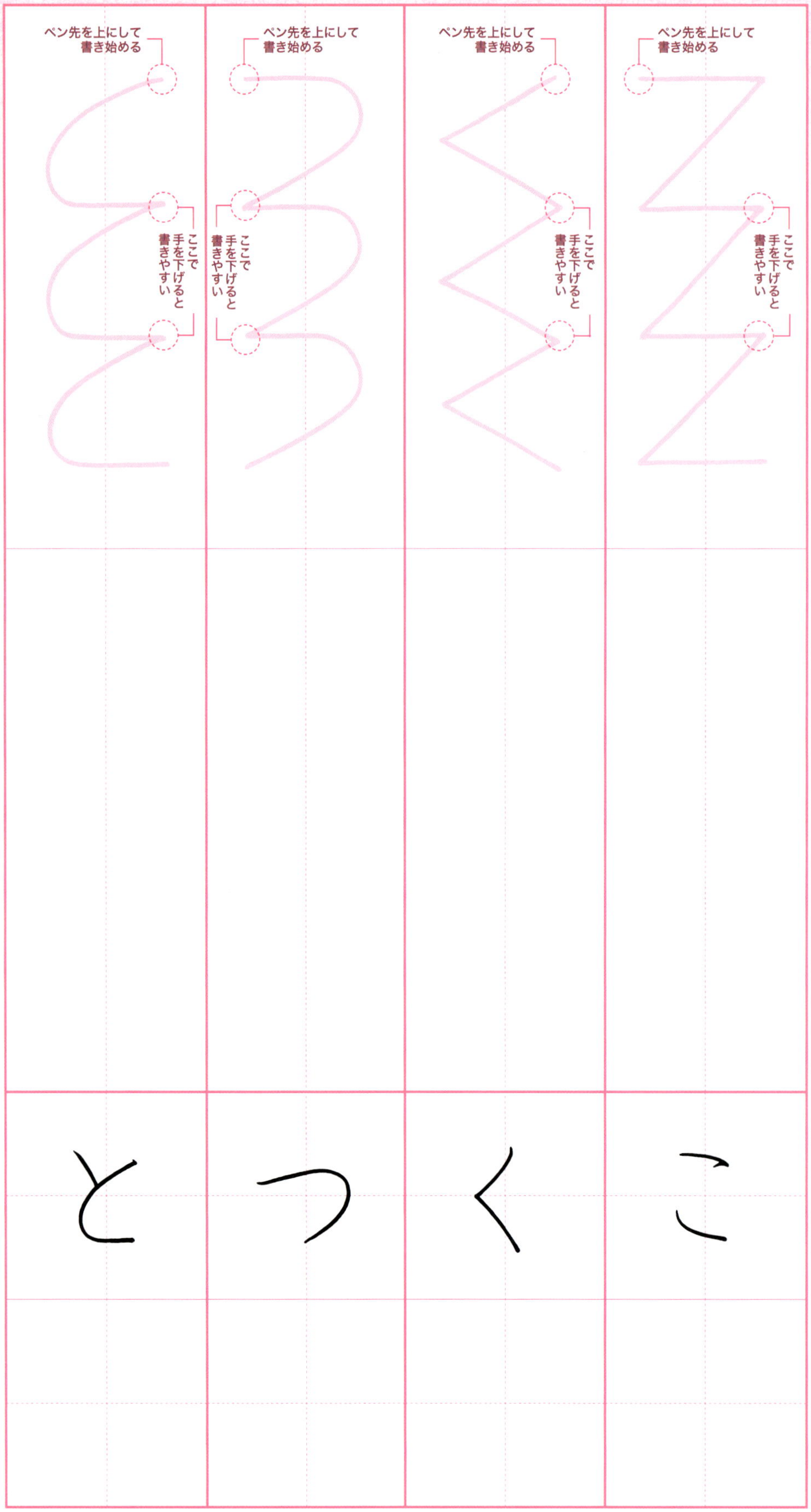


凡例
①②③…＝筆順　●＝止める　＝払う　＝はねる　＝折る　＝方向に注意　＝つながるように　＝丸く
○＝等間隔にあける　＝広くあける　●＝注意するあき　＝同じ長さ　＝　短く　長く

## 縦の折り返し線

ペン先を上にして書き始める
ここで手を右にずらすと書きやすい

り

ペン先を上にして書き始める
ここで手を右にずらすと書きやすい

い

ここで手を右にずらすと書きやすい
ペン先を上にして書き始める

へ

ここで手を右にずらすと書きやすい
ペン先を上にして書き始める

し

## 直線と曲線

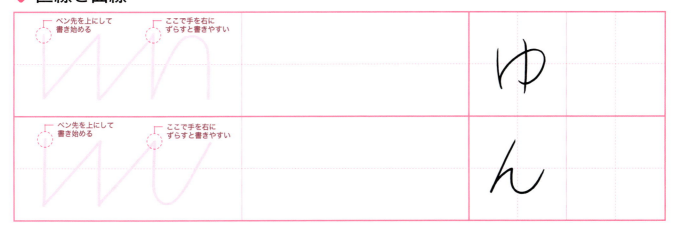

ペン先を上にして書き始める
ここで手を右にずらすと書きやすい

ゆ

ペン先を上にして書き始める
ここで手を右にずらすと書きやすい

ん

## 十字の線

あ

| 練習した日　月　日 | 昨日の天気 |
| --- | --- |

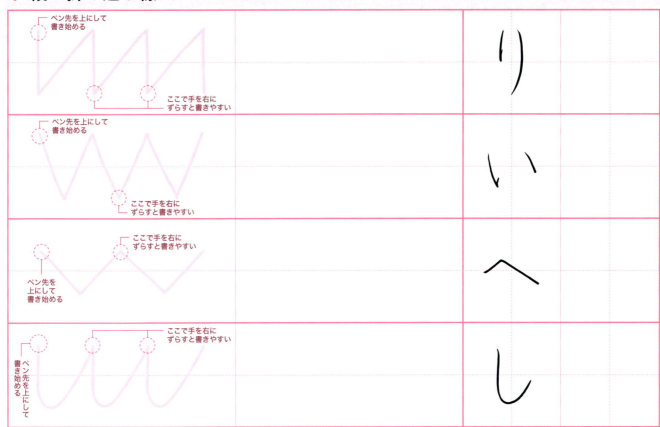

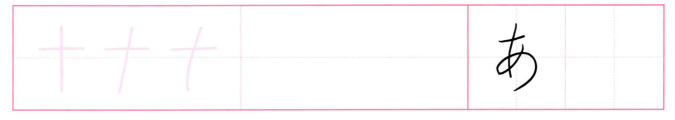

# ひらがなのポイント

日本語の文章では約6割がひらがなで構成されると言われます。
ひらがなを美しく書くことができれば、
自然と美しい文章を書くことにつながります。

## ◆ 線の方向を意識

ひらがなを構成する縦と横の線をきれいに書けるようになりましょう。斜めの線は様々な方向があるので角度に注意を。

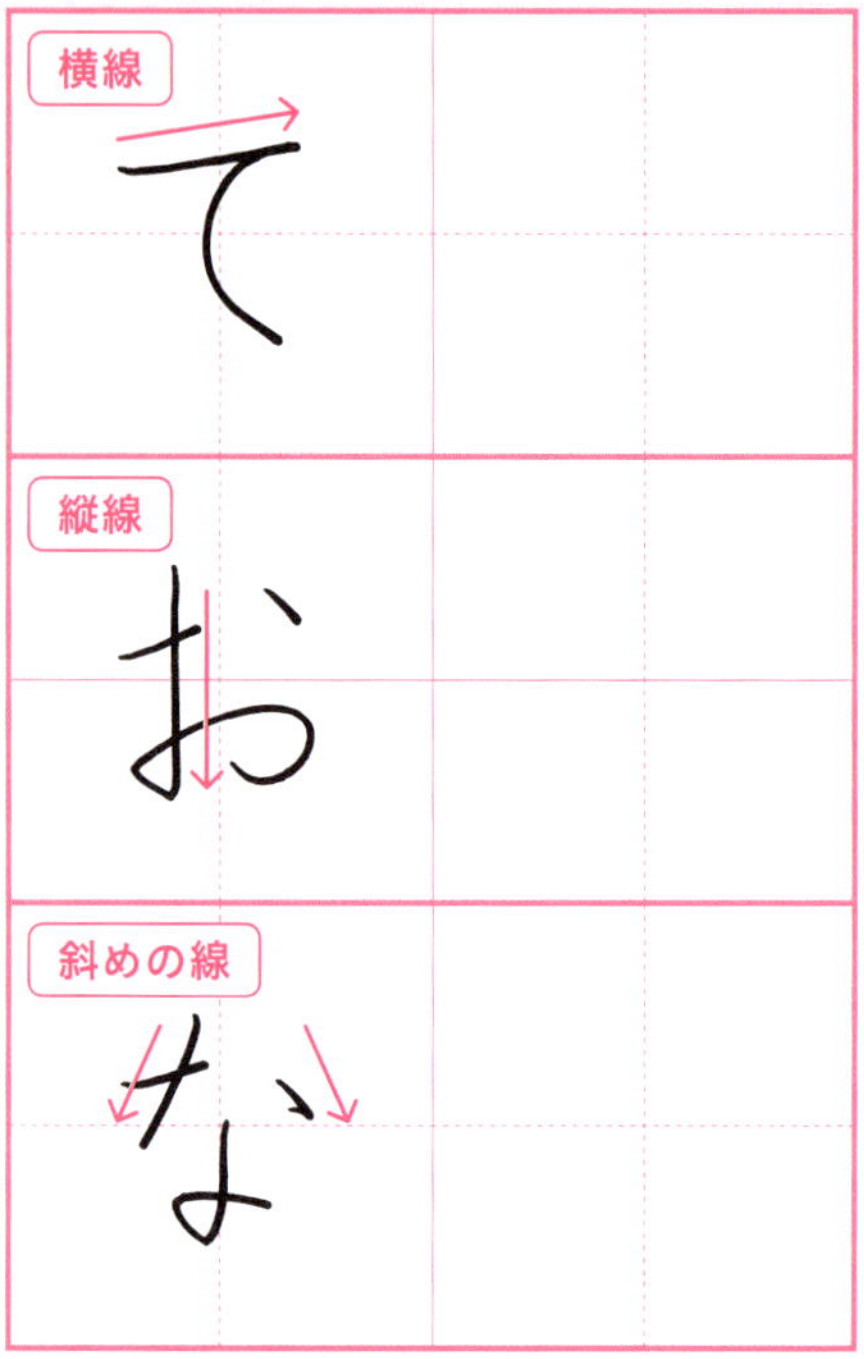


## ◆ 止め・はね・払いを意識

ひらがなの終筆は「止め・はね・払い」のいずれかになります。正しい字を書くために終筆のパターンを知っておきましょう。

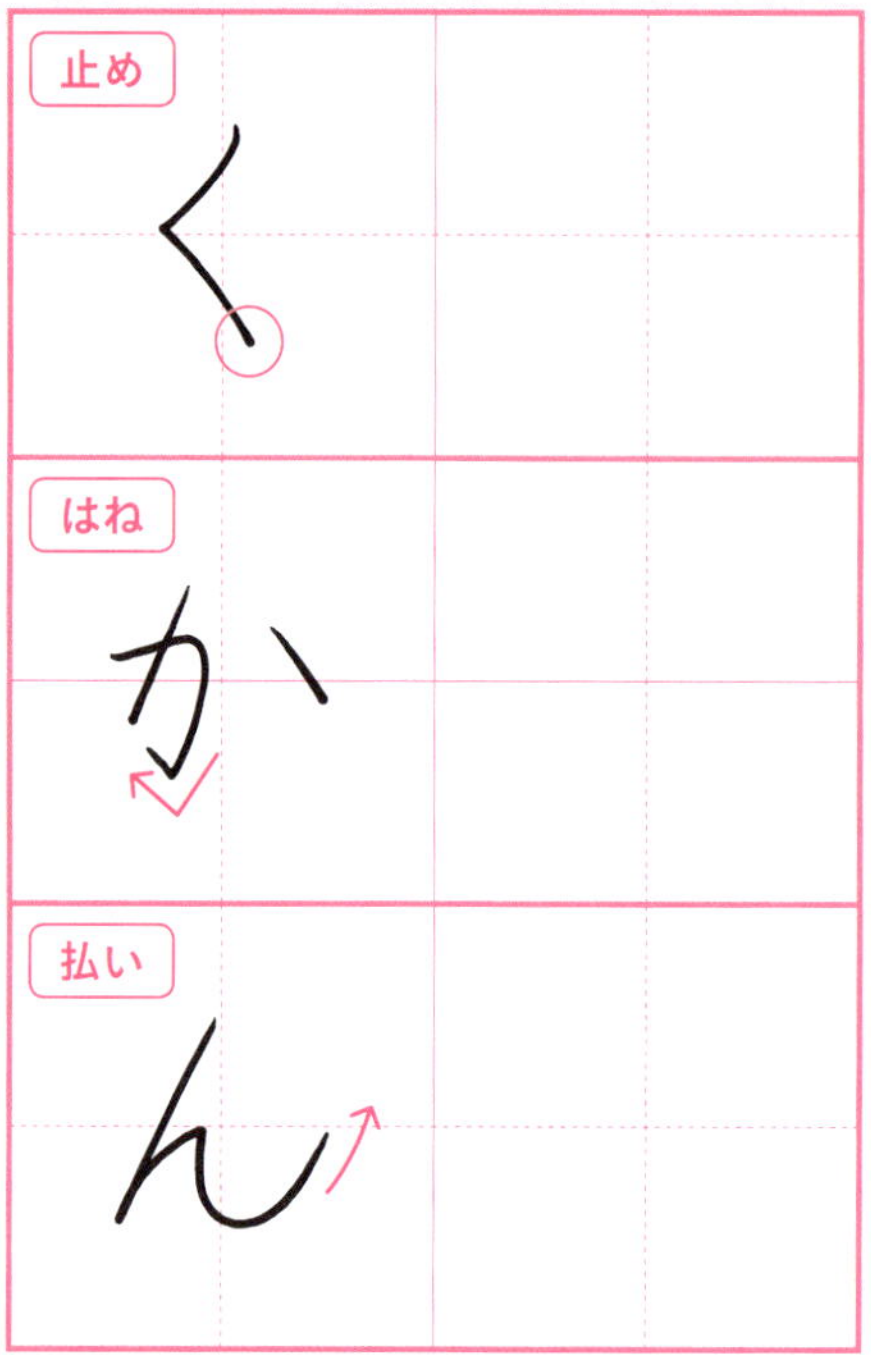


## ◆ 空間を意識

曲線が多いのがひらがなの特徴です。正しい字を書くために、空間の広さを意識するとなめらかな曲線が書けるようになります。

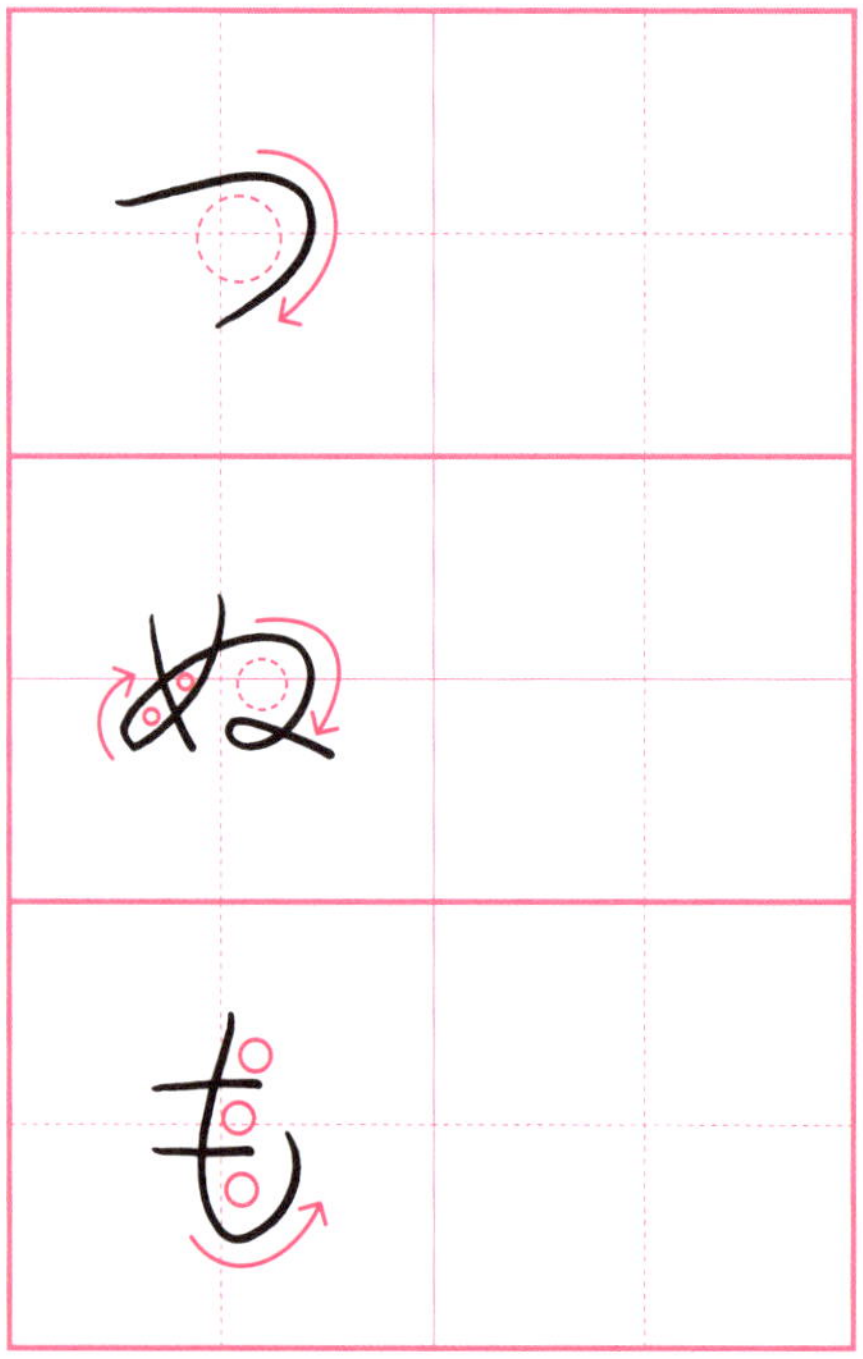


## ◆ 線の長さを意識

ひらがなの形をとらえるとき、線の長さや方向を意識することもポイントです。使われる線が、短いか長いかを理解しましょう。

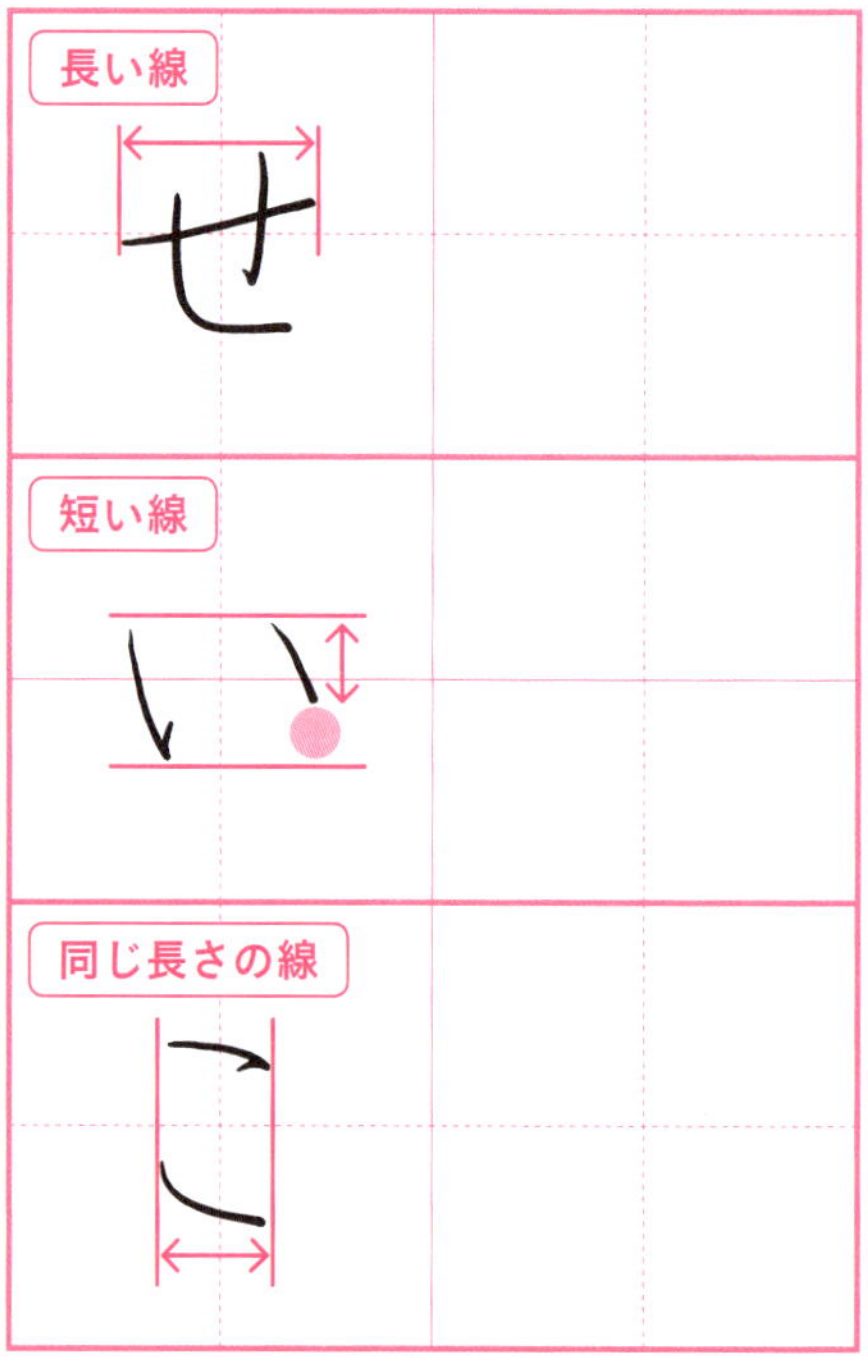


凡例　①②③…＝筆順　●＝止める　＝払う　＝はねる　＝折る　＝方向に注意　＝つながるように　＝丸く　○＝等間隔にあける　＝広くあける　●＝注意するあき　＝同じ長さ　＝　短く　長く

## 言葉を書くときのバランス

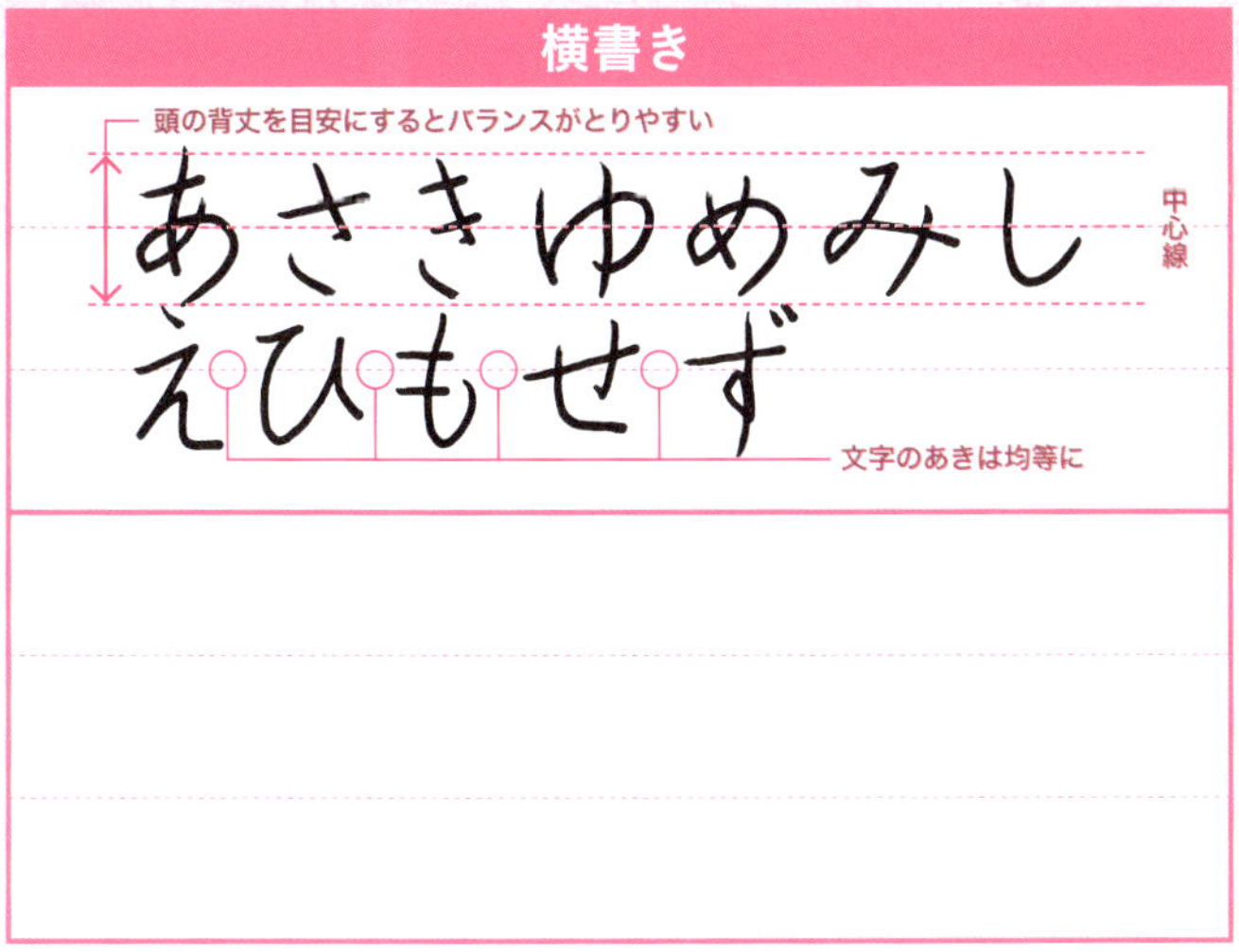
横書き
頭の背丈を目安にするとバランスがとりやすい
あさきゆめみし
えひもせず
中心線
文字のあきは均等に

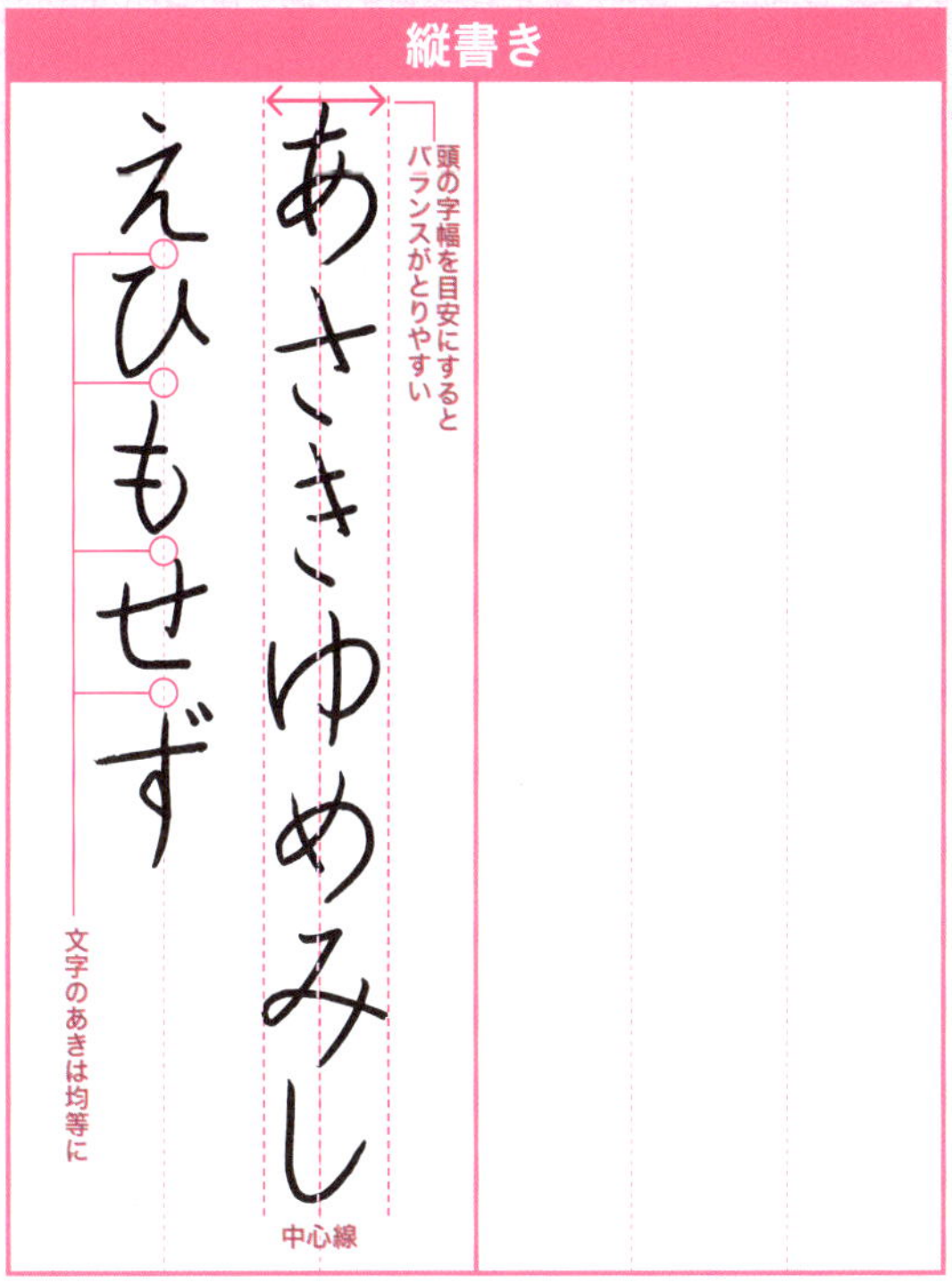
縦書き
あさきゆめみし
えひもせず
頭の字幅を目安にするとバランスがとりやすい
中心線
文字のあきは均等に

複数のひらがなで言葉を書くときのポイントです。一字一字の形を正しく、それぞれの文字の間は均等なあきができるように書きましょう。縦の中心線がずれないようにすることも大切です。

### Column　ひらがなの成立

ひらがなの成り立ちについては諸説ありますが、広くは中国から伝えられた漢字が元になっていると言われます。漢字の音を借りて表記された書き文字に万葉仮名があり、その万葉仮名から転じて生まれたのがひらがな。普段から何気なく使っている文字ですが、その歴史をたどるとより「書」への興味も深まってくることでしょう。

## ひらがなの難易度リスト

ひらがなの中でも、注意すべきポイントの多さによって難しさも変わってきます。リストを見て簡単な文字から練習してもよいでしょう。

| | |
|---|---|
| こ り つ し く へ<br>い と て ろ | 難易度 ★☆☆<br>比較的単純な形から構成されるひらがながこちら。 |
| う そ に ち ら の さ け<br>た せ よ や ん ひ お え | 難易度 ★★☆<br>「交わり」「折り返し」など注意するポイントがあり、やや難易度が高いとされるひらがな。 |
| す る か き み は も ま ふ ゆ<br>め わ ほ れ ね な を ぬ む あ | 難易度 ★★★<br>より複雑な形をした難しいひらがなです。空間のあき具合などもポイントとなります。 |

# ひらがなの練習

漢字から成るひらがなは曲線が多いのが特徴。始筆、終筆を意識しながら丁寧に書き進め、字形をとらえながら練習をしましょう。

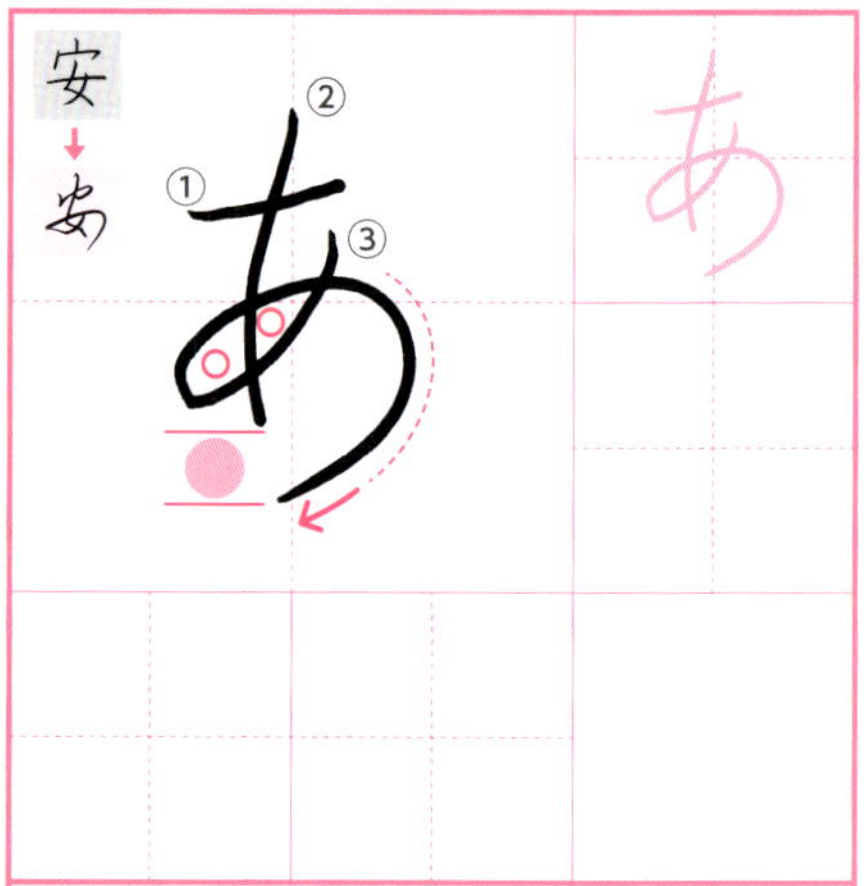


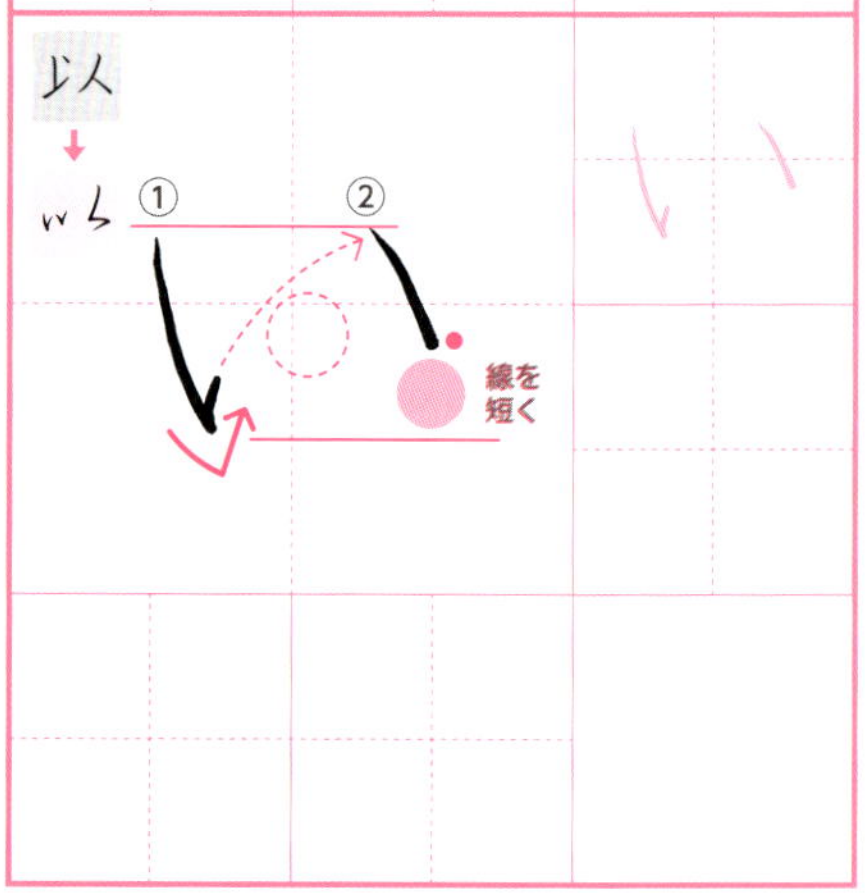


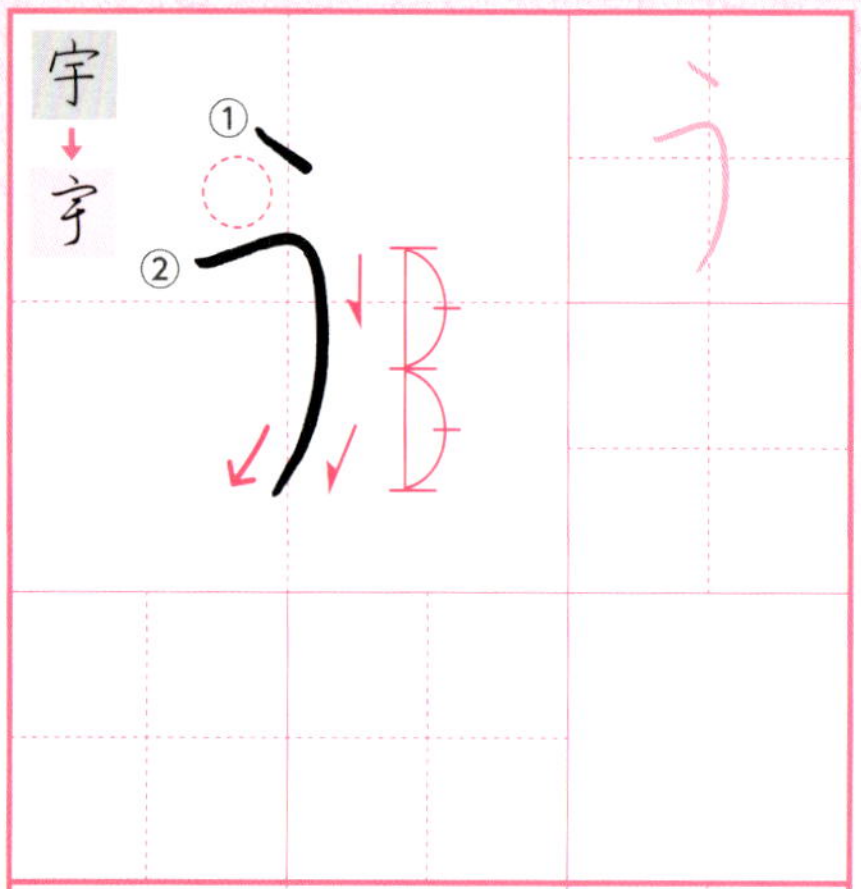


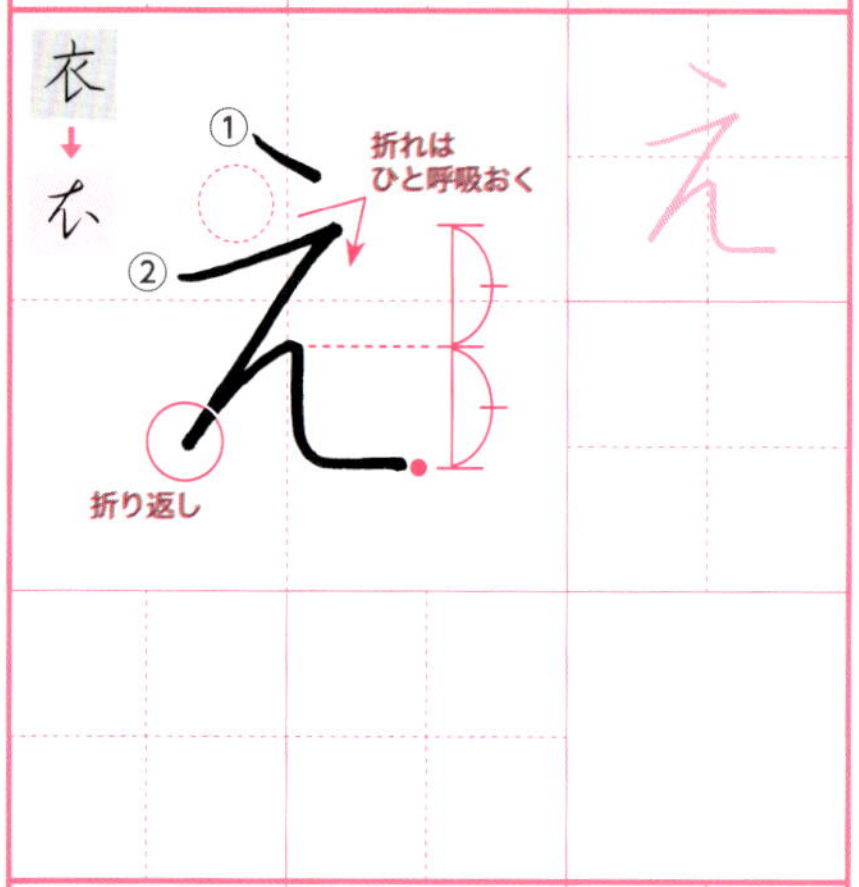


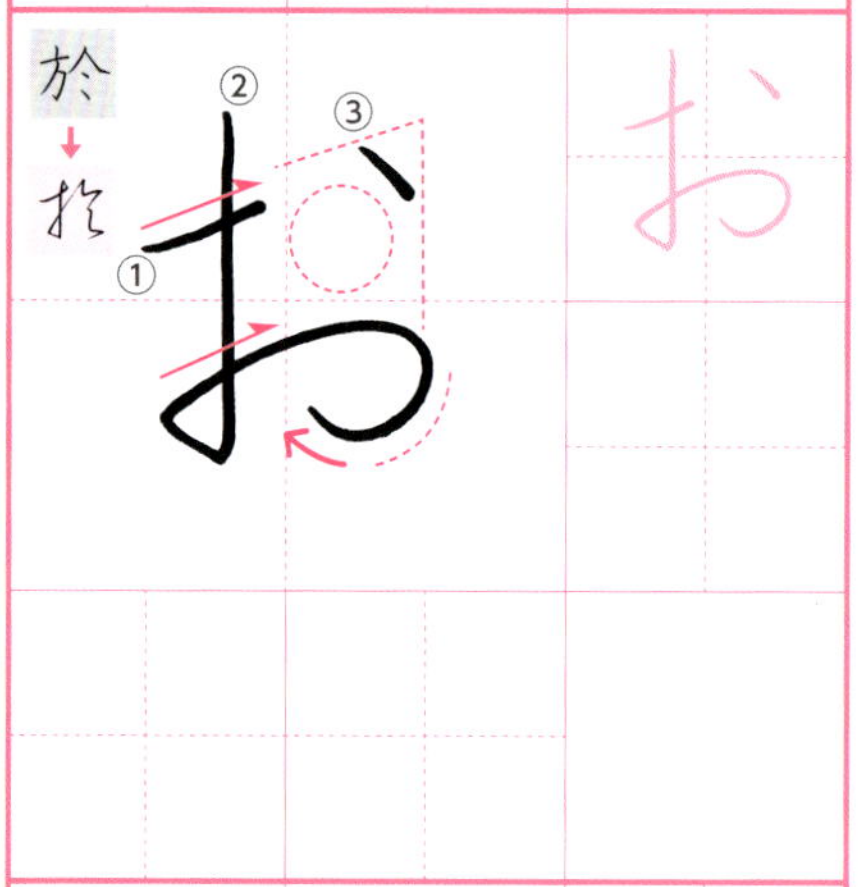


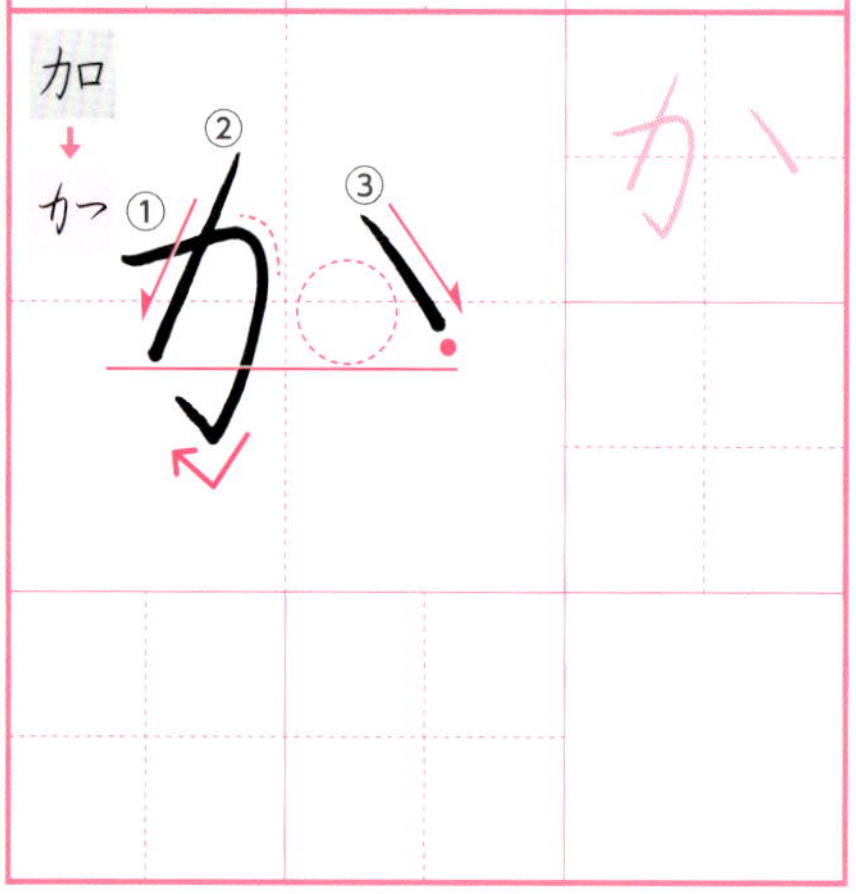


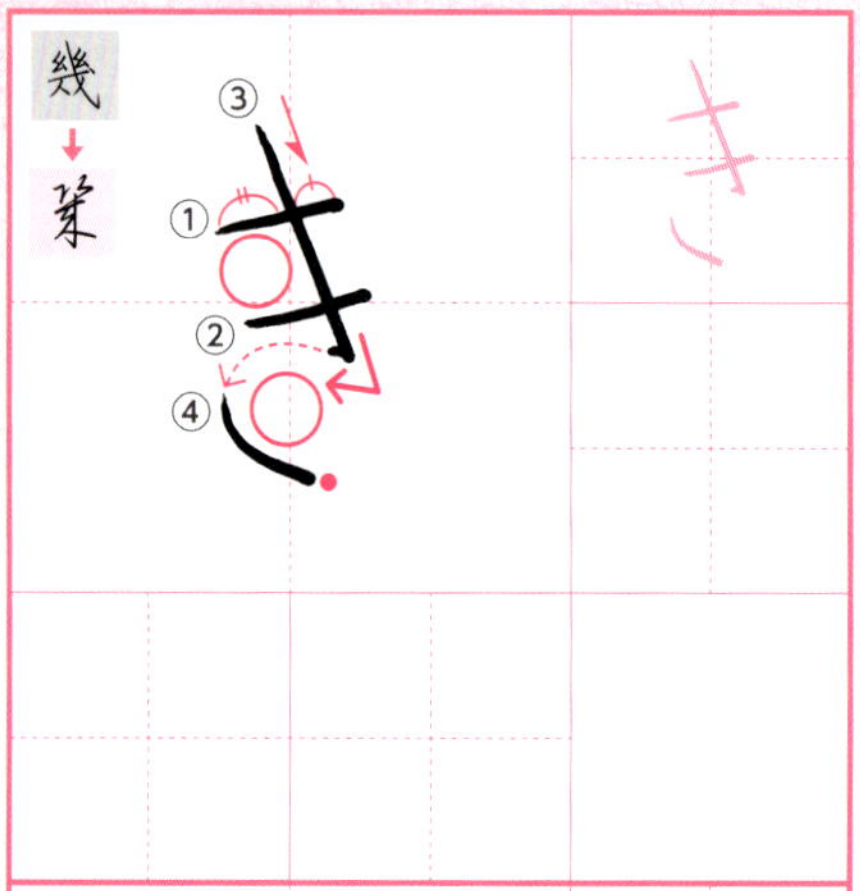


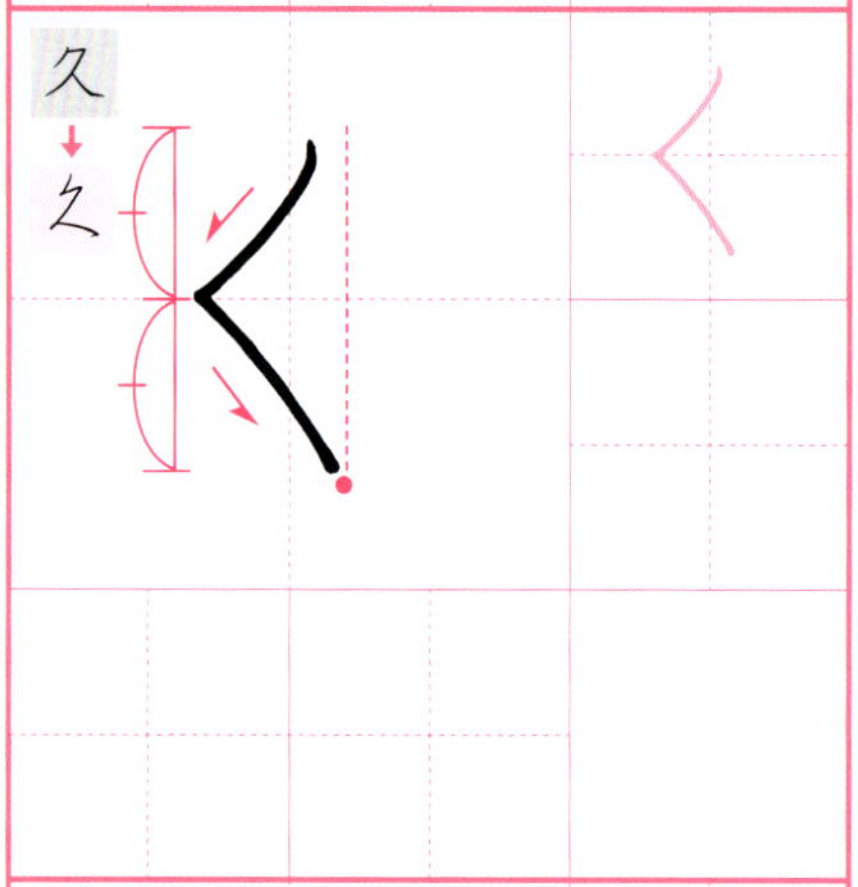


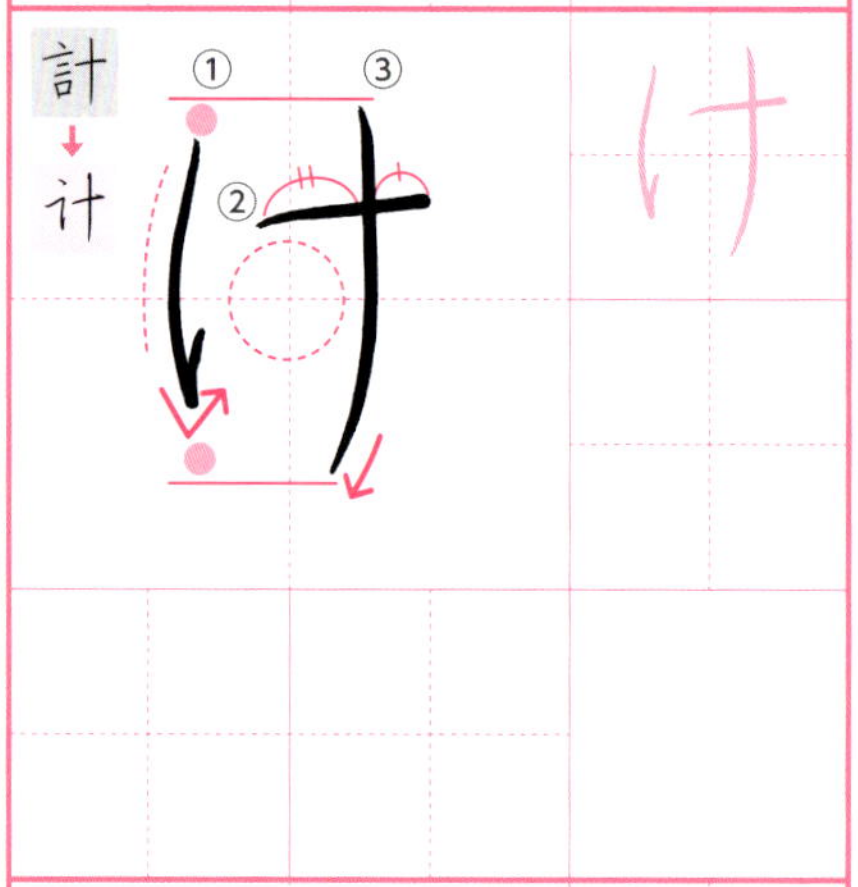


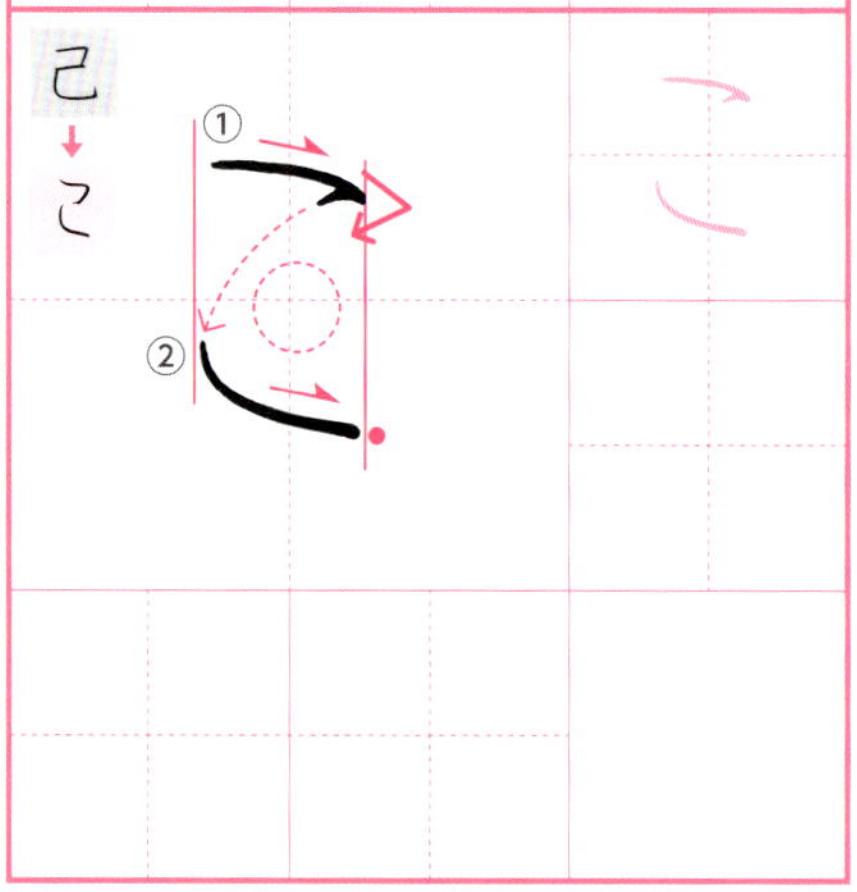


凡例

①②③…＝筆順　●＝止める　↙＝払う　＝はねる　＝折る　↓＝方向に注意　＝つながるように　＝丸く

○＝等間隔にあける　＝広くあける　●＝注意するあき　＝同じ長さ　＝　短く　長く

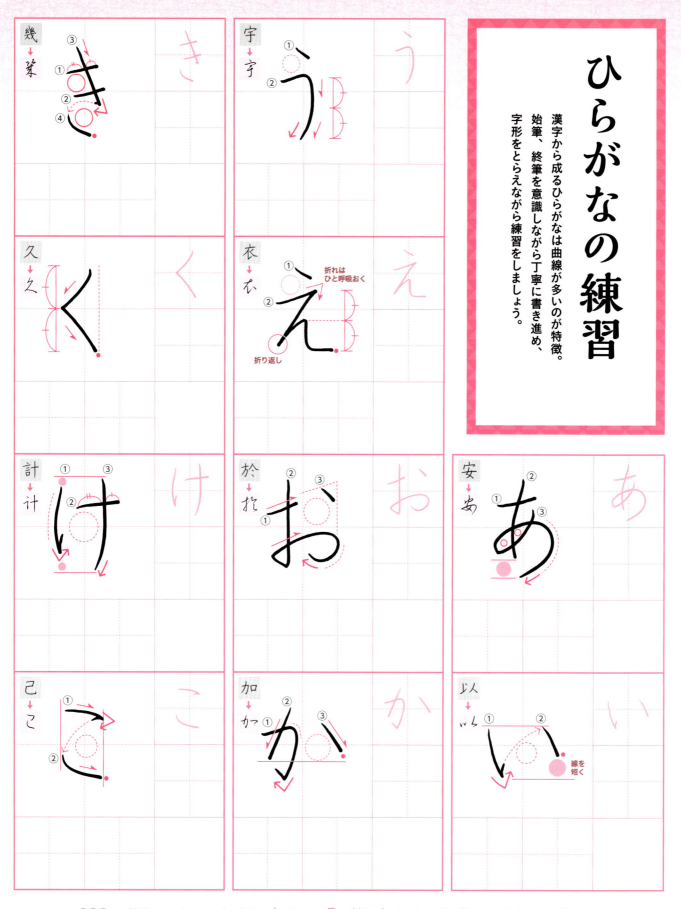

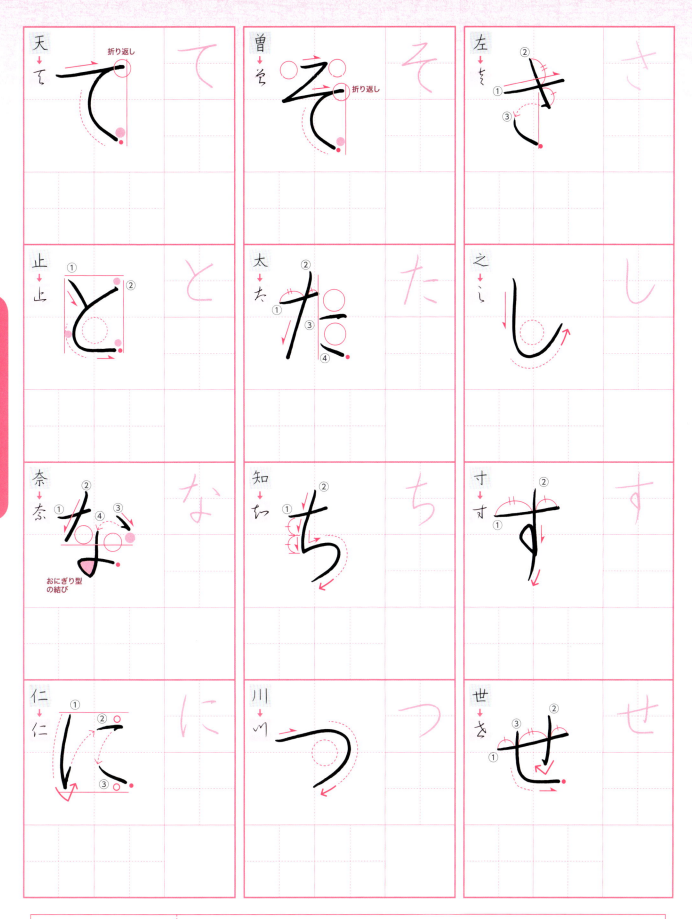

左 → さ

之 → し

寸 → す

世 → せ

曽 → そ

折り返し

太 → た

知 → ち

川 → つ

天 → て

折り返し

止 → と

奈 → な

おにぎり型の結び

仁 → に

| | | | |
|---|---|---|---|
| 練習した日 | 月 | 日 | うれしかったこと |

奴 → ぬ
①②
りぼん型の結び

祢 → ね
①②
折り返し
おにぎり型の結び

乃 → の

波 → は
①②③
りぼん型の結び

比 → ひ
折り返し

不 → ふ
①②③④

部 → へ

保 → ほ
①②③④
おにぎり型の結び

末 → ま
①②③
おにぎり型の結び

美 → み
①②

武 → む
①②③
落ちない

女 → め
①②

凡例
①②③…＝筆順　●＝止める　↙＝払う　[はねる mark]＝はねる　↘＝折る　↓＝方向に注意　↗＝つながるように　◜＝丸く
○＝等間隔にあける　◌＝広くあける　●＝注意するあき　[arcs]＝同じ長さ　[arcs]＝[arc]短く　[arc]長く

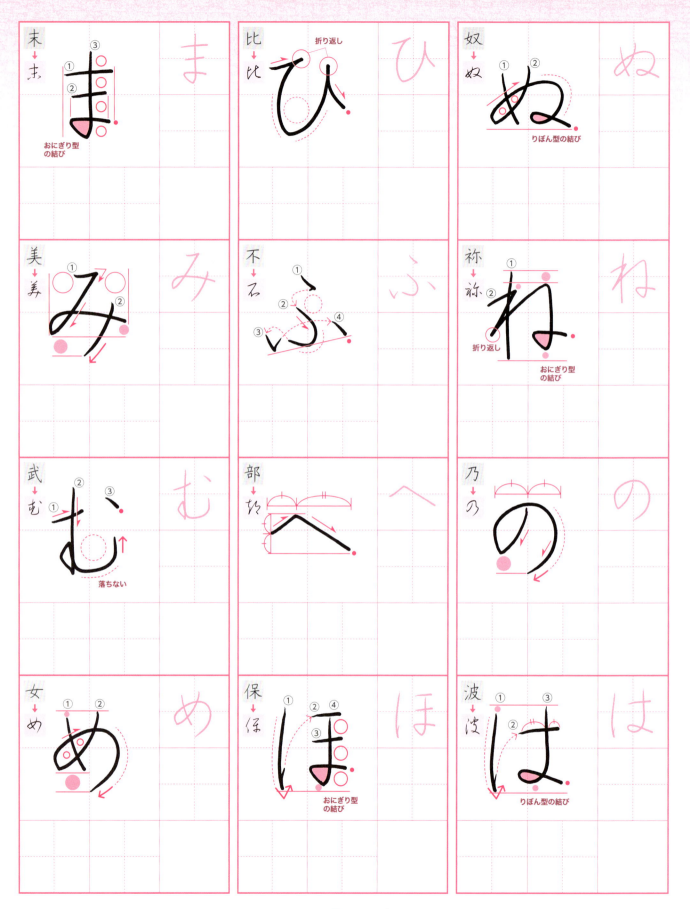

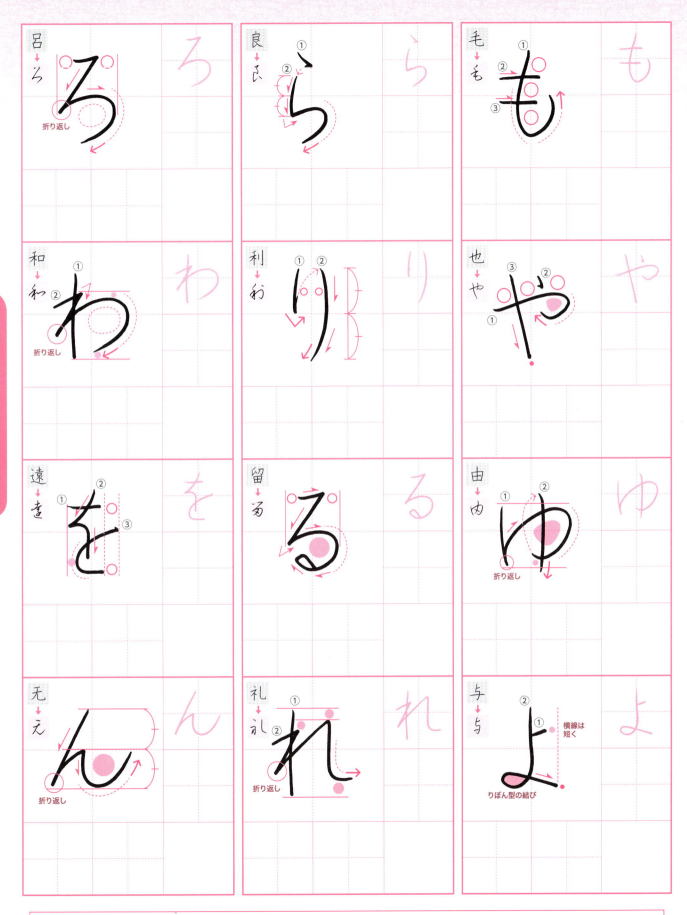

毛→も

也→や

由→ゆ

折り返し

与→よ

横線は短く

りぼん型の結び

良→ら

利→り

留→る

礼→れ

折り返し

呂→ろ

折り返し

和→わ

折り返し

遠→を

无→ん

折り返し

ひらがなの練習

# 縦書き

です

ます

では

から

いつ

さて

まずは

どうぞ

します

みかん

きれい

かなり

おはよう

あすなろ

まどろむ

これから

おめかし

よろしく
よろしく

まことに
まことに

わびさび
わびさび

日本独特の美的理念の一種で、「侘び」とはひっそりとした質素な様子の意味。「寂（さび）」とはしずけさや枯れた渋みのある趣のことを言います。

うるわしい
うるわしい

おもてなし
おもてなし

おかげさま
おかげさま

ごきげんよう
ごきげんよう

つきまして
つきまして

つつがなく
つつがなく

なだそうそう
なだそうそう

沖縄の方言で「涙がこぼれ落ちる」という意味。「涙そうそう」というヒットソングは沖縄出身のアーティスト BEGIN が作曲し、森山良子が作詞した。

とてもうれしかったです
とてもうれしかったです

| 練習した日　月　日 | 旅行したい場所 |
|---|---|

ひらがなの練習

# 横書き

ぜひ　まで　にじ　りんご

ぜひ　まで　にじ　りんご

ただし　ひとつ　かしこ　ほぐす

ただし　ひとつ　かしこ　ほぐす

よしなに　ひねもす　しらしら　たおやか

よしなに　ひねもす　しらしら　たおやか

なでしこ　はかどる　おもむろに　あらためて

なでしこ　はかどる　おもむろに　あらためて

いたします
いたします

これから
これから

おめでとう
おめでとう

ごちそうさま
ごちそうさま

ごきげんよう
ごきげんよう

ゆきやこんこ
ゆきやこんこ

はないちもんめ
はないちもんめ

日本の有名な童謡。漢字にすると花一匁。もんめ（匁）とは現在は使われていない重さの単位で、一匁は3.75gです。

ねこふんじゃった
ねこふんじゃった

世界中で親しまれているリズミカルで楽しい童謡。作者は不明で、猫以外に、犬やアヒルなど、国によって詞に登場する動物が異なる。

ごぶさたしています
ごぶさたしています

ありがとうございます
ありがとうございます

させていただきます
させていただきます

練習した日　　月　　日　昨日の天気

# カタカナのポイント

**主に直線から形ができているカタカナ。日常でもカタカナを使った言葉を使うことが多いので、いざというとき困らないよう一字一字のポイントを丁寧に押さえましょう。**

## ◆止め・はね・払いを意識

ひらがなと同様にカタカナでも終筆の「止め・はね・払い」は大切なポイントとなります。それぞれの例を見てみましょう。

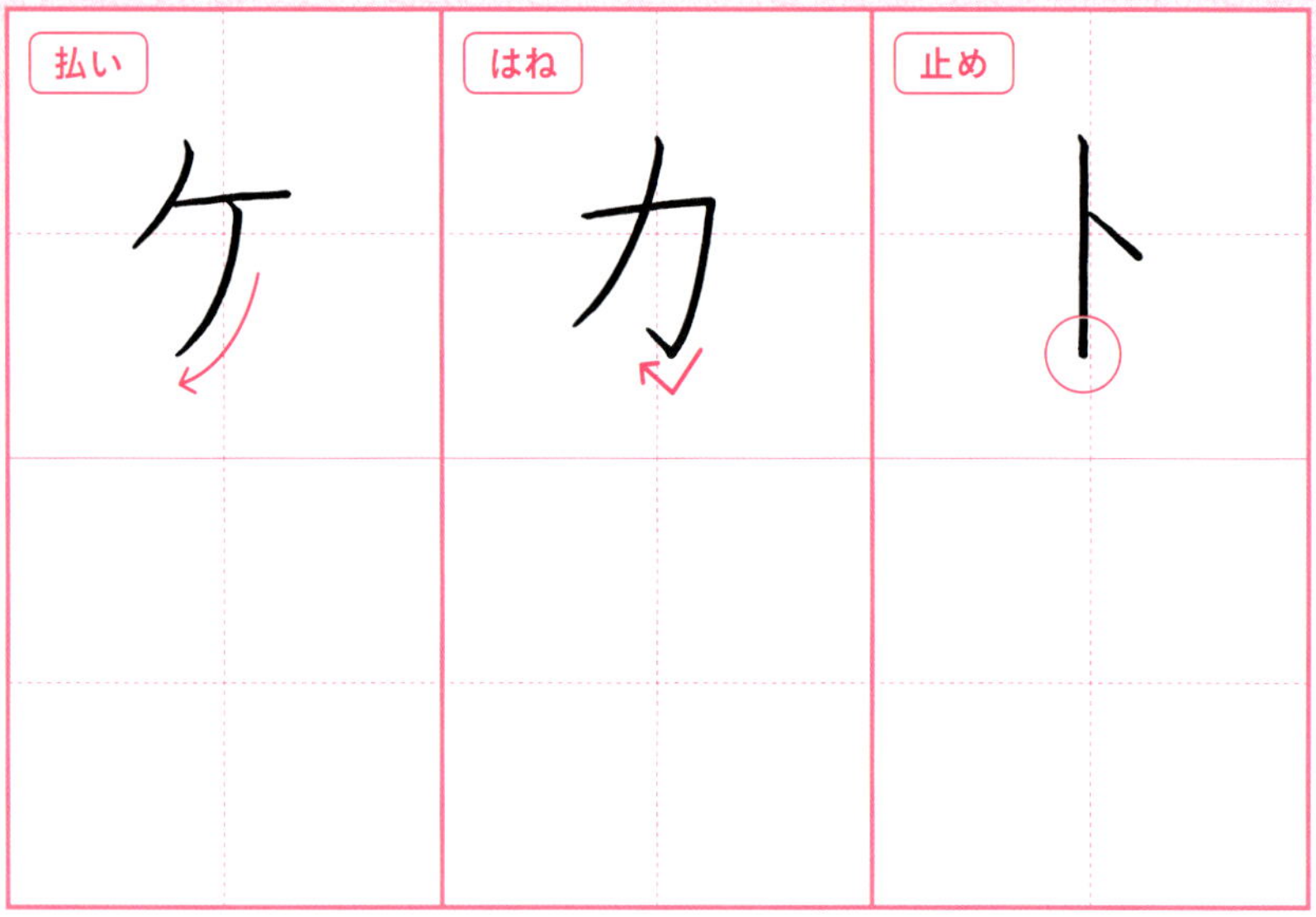


## ◆線の長さを意識

バランスのよい文字を書くポイントに、「線の長さ」を意識することがあります。線の長短はもちろん、角度にも注意しましょう。

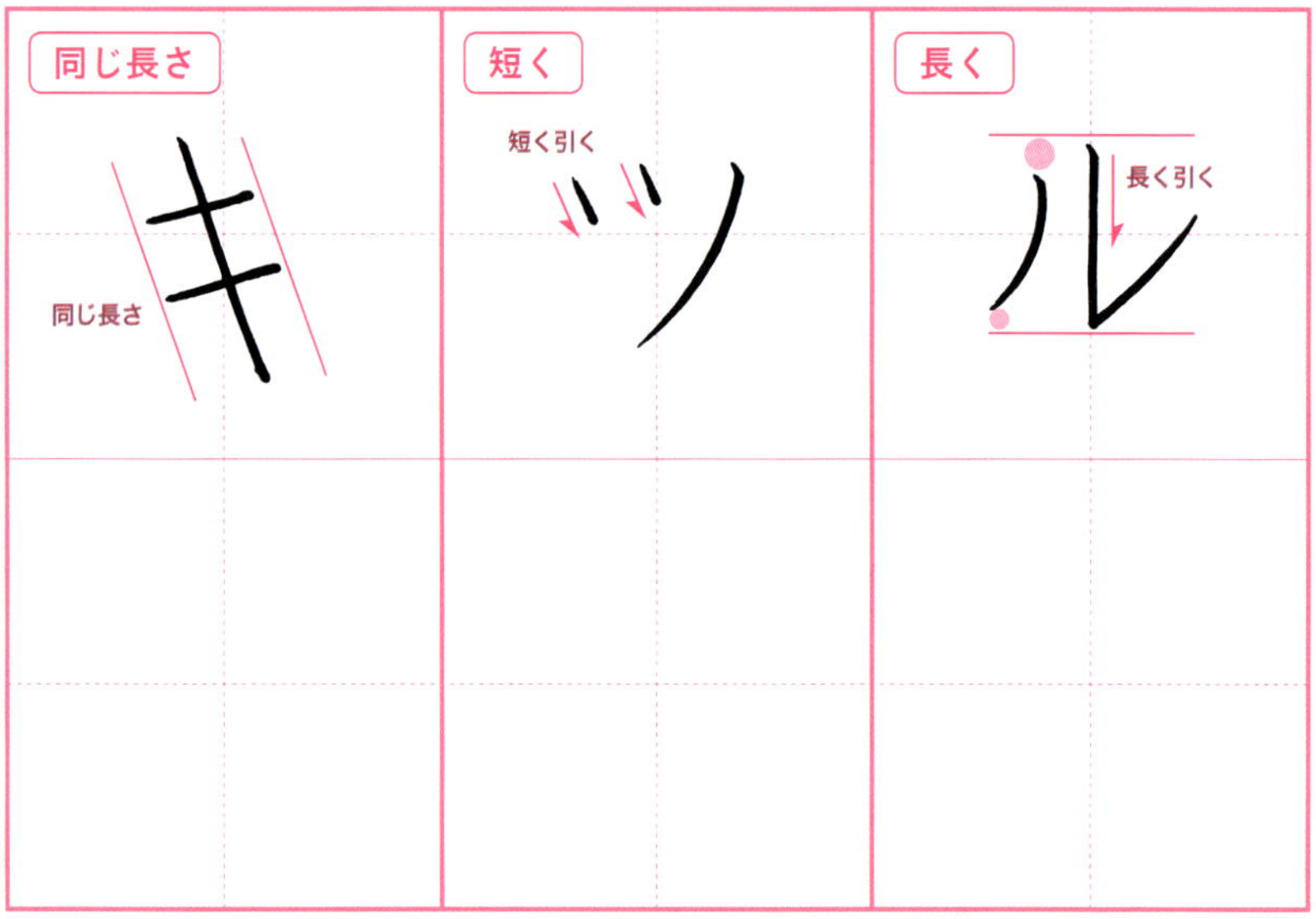


## ◆線の方向に注意する

直線的なカタカナも線の方向に気をつけて書くことでバランスが整います。いくつかの例を示しますので線の角度を見てみましょう。

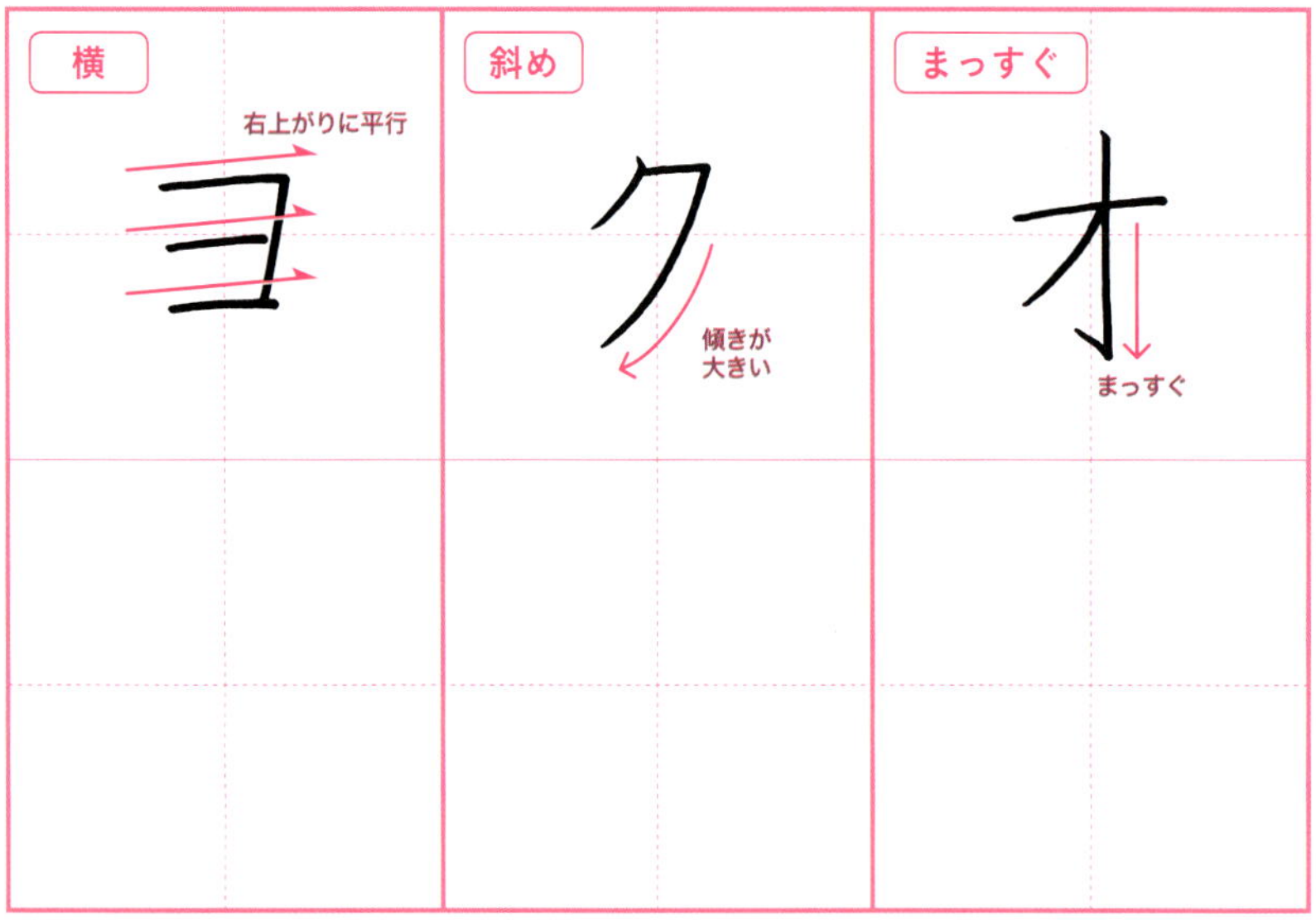


凡例　①②③…＝筆順　●＝止める　＝払う　＝はねる　＝折る　＝方向に注意　＝つながるように　＝丸く　○＝等間隔にあける　＝広くあける　●＝注意するあき　＝同じ長さ　＝　短く　長く

## 似た字形のカタカナに注意する

カタカナには似たような形の文字があります。正しい線の角度を意識することで、きれいに書き分けることができます。

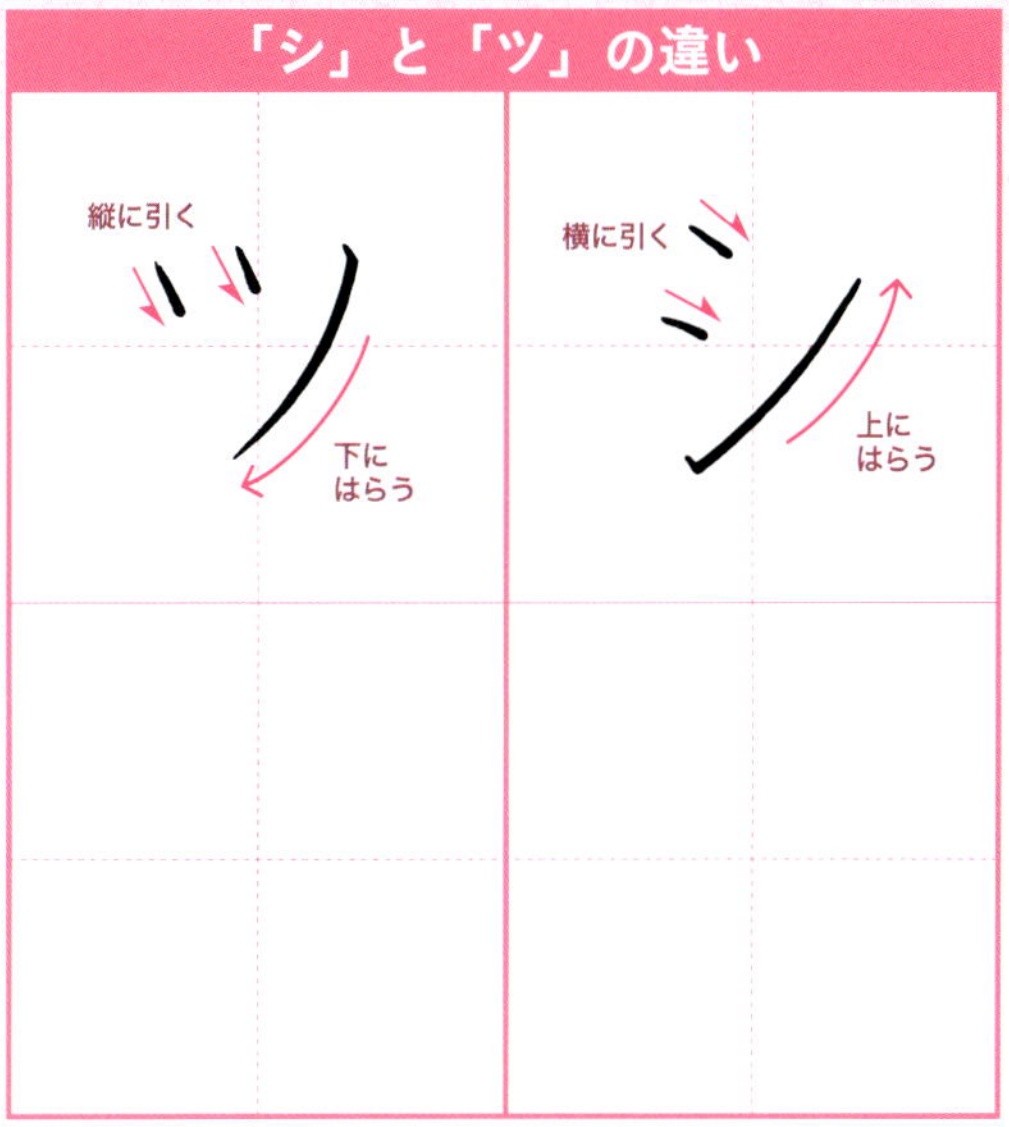


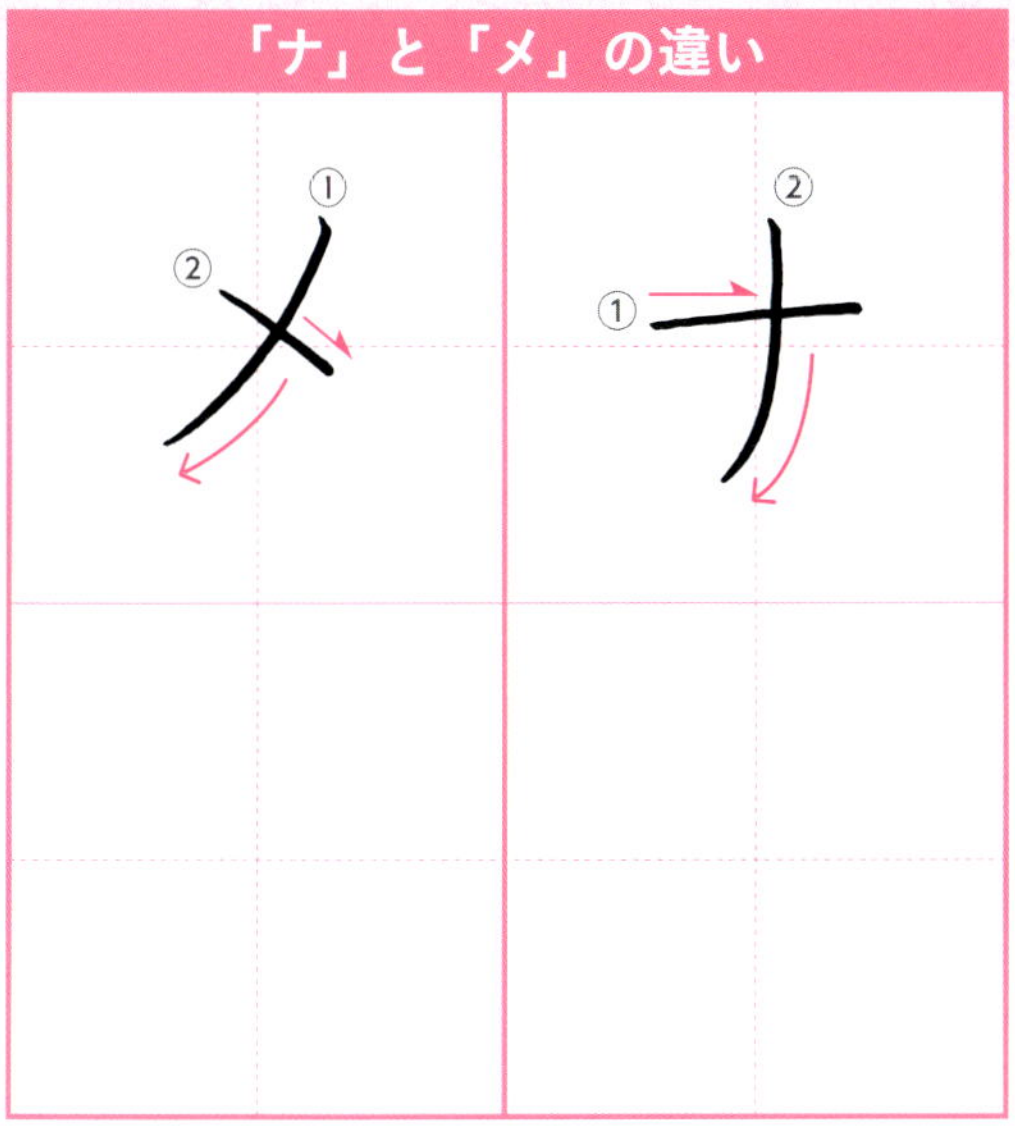


## 言葉を書くときのバランス

ひらがなと同様にカタカナでも縦横の字幅を意識することでまっすぐ読みやすく書くことができます。それぞれの例を見てみましょう。

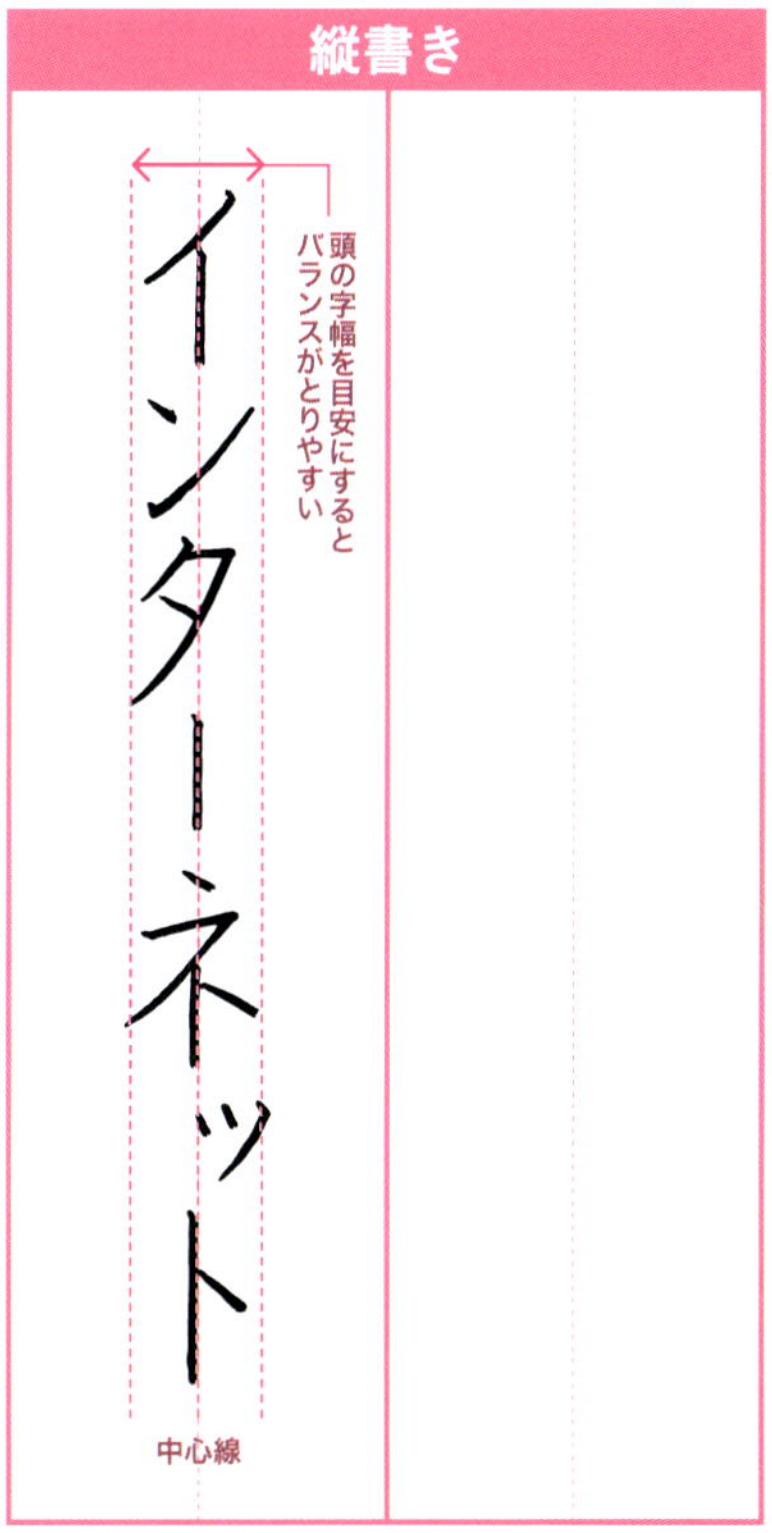


一字一字の中心線を意識して、そこから各文字がずれないようにしましょう。小さな「ッ」といった促音（そくおん）はやや右側にずらして書きます。

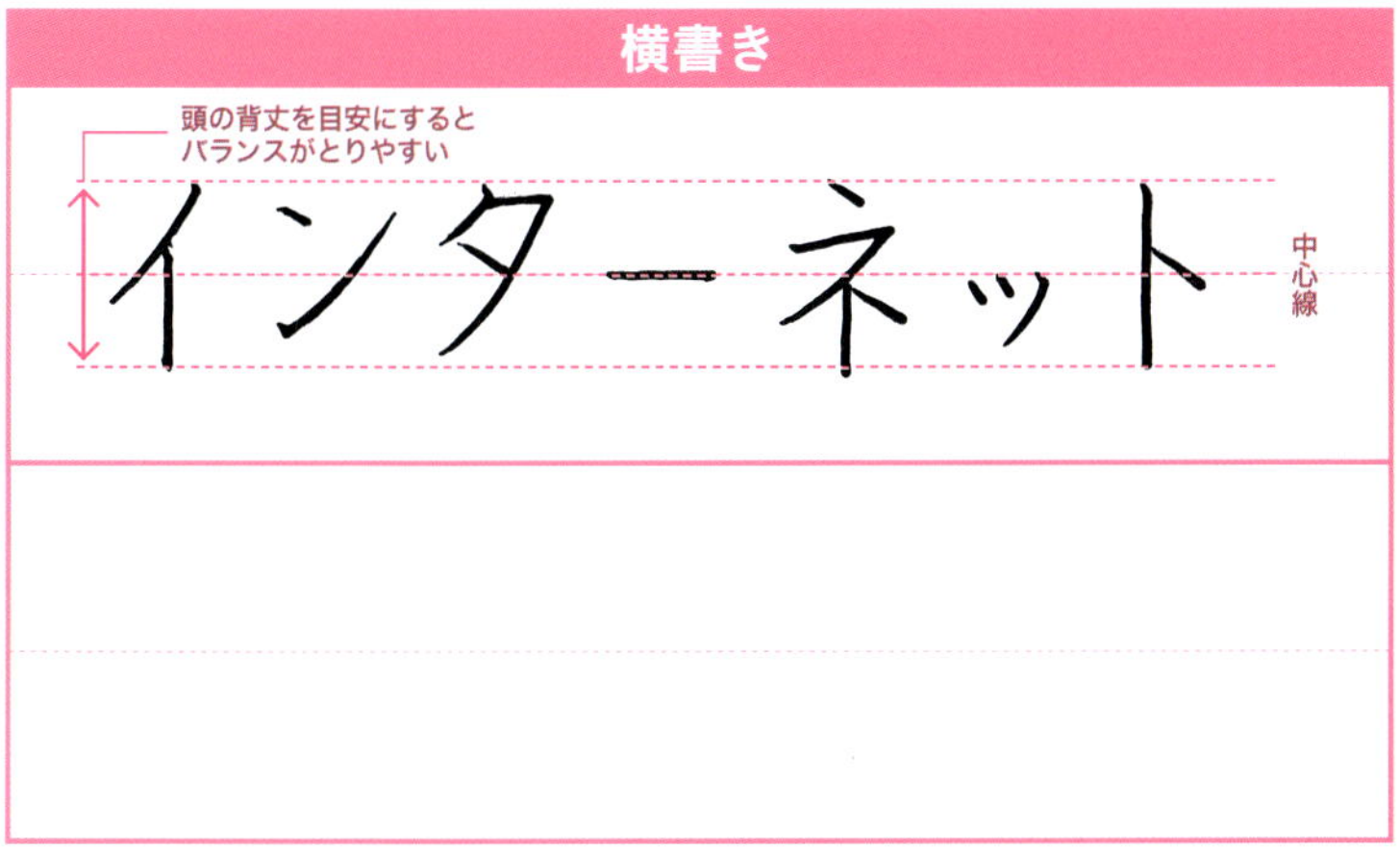


## 濁点、半濁点のつけ方

濁点、半濁点は文字の右上につけます。大きさや位置に注意しましょう。

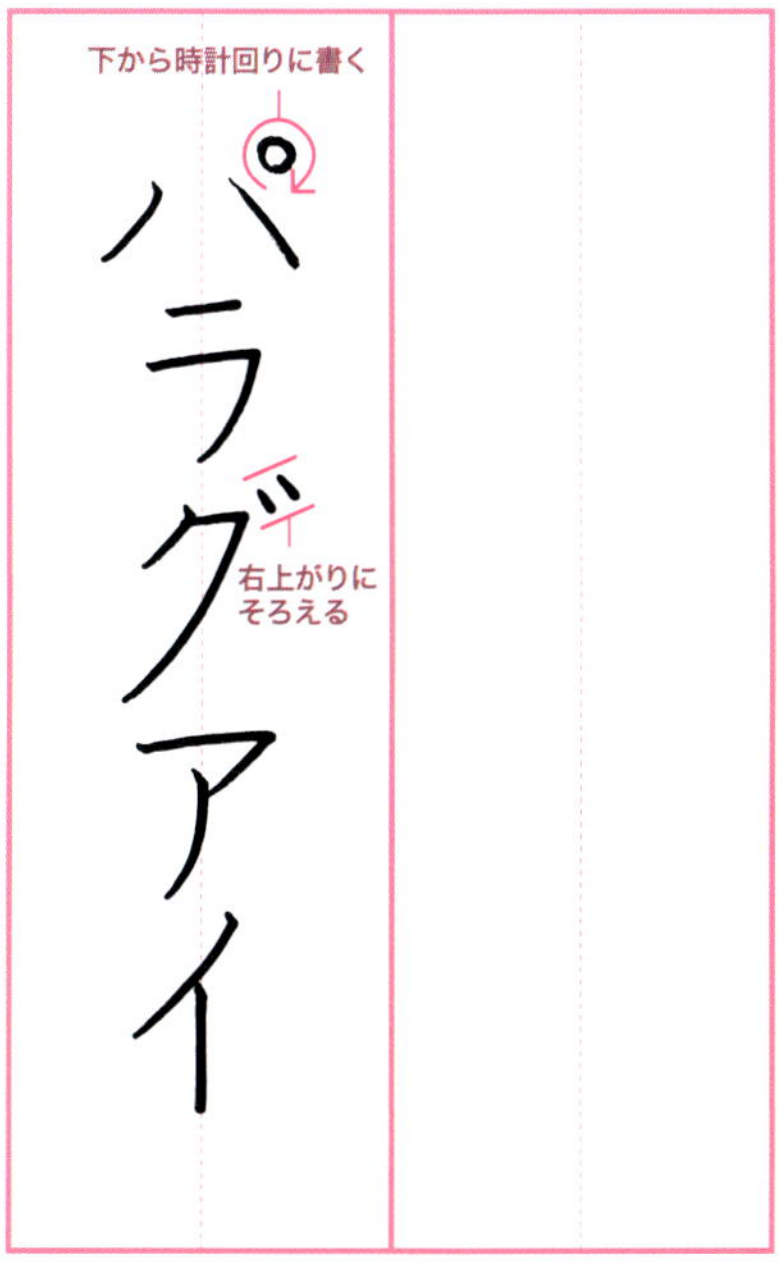
下から時計回りに書く
右上がりにそろえる
パラグアイ

### Column 和製英語は通じない？

昨今、カタカナを使った言葉をよく見聞きしますが、多くは和製英語であることが多いのです。たとえばガソリンスタンド。英語では「gas station」と言います。

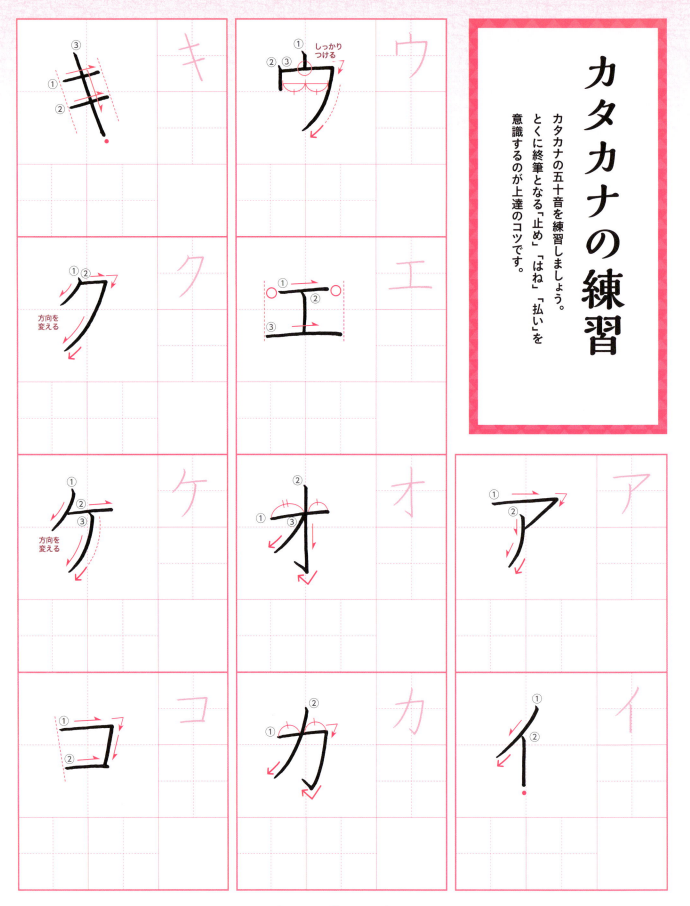

# カタカナの練習

カタカナの五十音を練習しましょう。
とくに終筆となる「止め」「はね」「払い」を
意識するのが上達のコツです。

ア ①②

イ ①②

ウ ①②③ しっかりつける

エ ①②③

オ ①②③

カ ①②

キ ①②③

ク ①② 方向を変える

ケ ①②③ 方向を変える

コ ①②

凡例
①②③…＝筆順 ●＝止める ＝払う ＝はねる ＝折る ＝方向に注意 ＝つながるように ＝丸く
○＝等間隔にあける ＝広くあける ●＝注意するあき ＝同じ長さ ＝ 短く 長く

サ シ ス セ

ソ タ チ ツ

方向を変える
つける

テ ト ナ ニ

練習した日　月　日　うれしかったこと

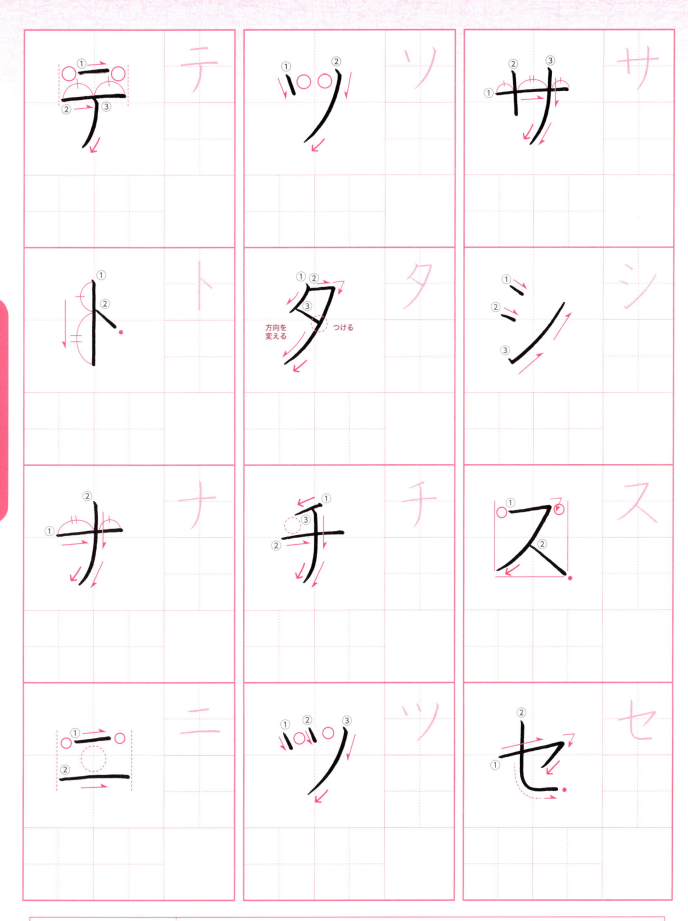

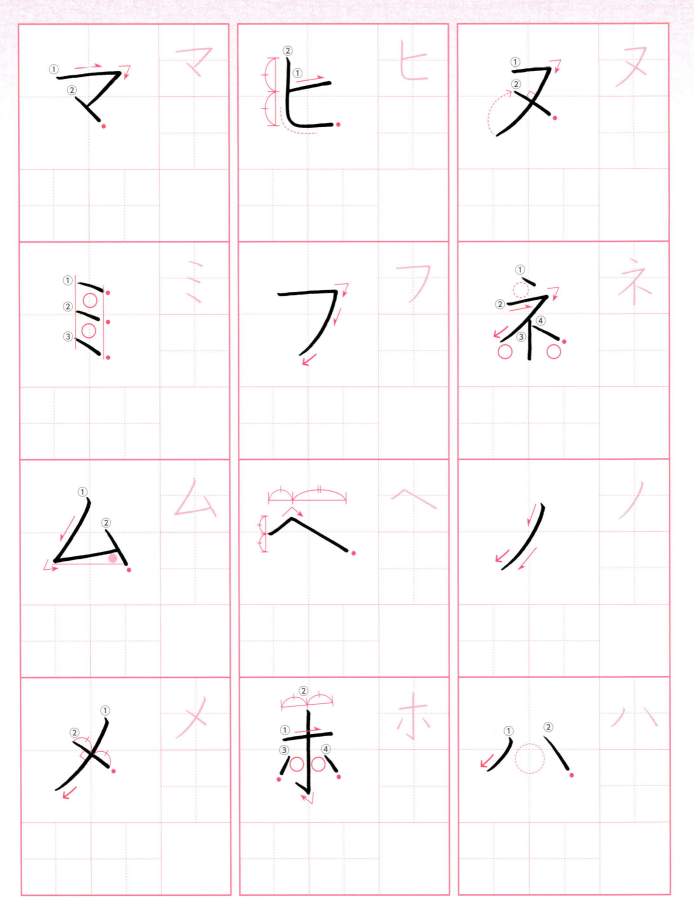

ヌ

ネ

ノ

ハ

ヒ

フ

ヘ

ホ

マ

ミ

ム

メ

凡例

①②③…＝筆順　●＝止める　＝払う　＝はねる　＝折る　＝方向に注意　＝つながるように　＝丸く

○＝等間隔にあける　◌＝広くあける　●＝注意するあき　＝同じ長さ　＝　短く　長く

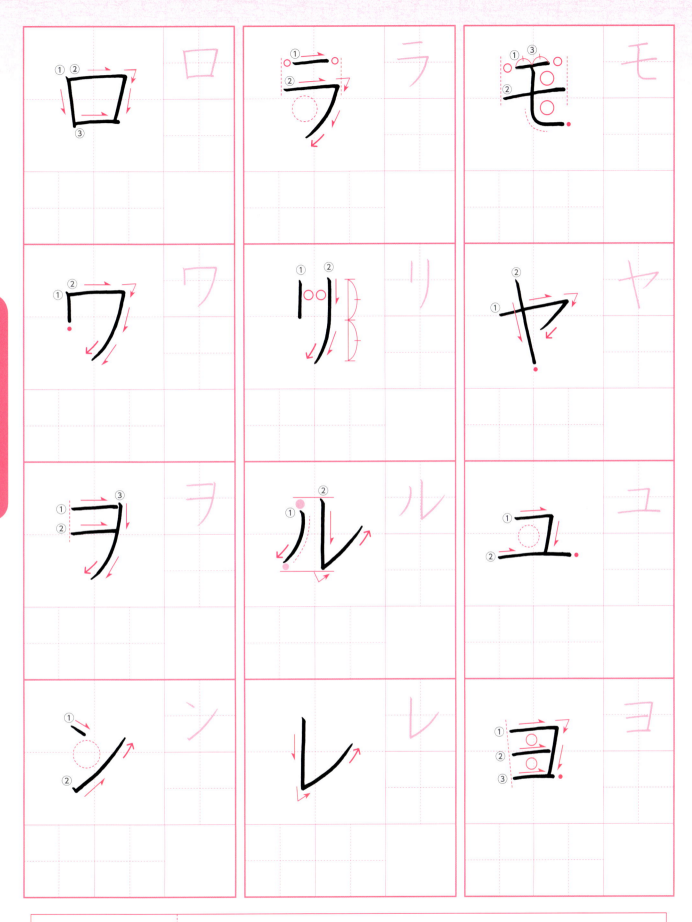

モ

ヤ

ユ

ヨ

ラ

リ

ル

レ

ロ

ワ

ヲ

ン

練習した日　　月　　日　最近読んだ本

# 縦書き

エコ

メモ

マナー

カフェ

テレビ

ゴルフ

ロケット

スポーツ

トランプ

カラオケ

ニュース

コーヒー

チケット

ユーザー

アスリート

チャンネル
チャンネル

ハリウッド
ハリウッド

プレゼント
プレゼント

オリンピック
オリンピック

ウェディング
ウェディング

ノスタルジー
ノスタルジー

ヴァイオリン
ヴァイオリン

スマートフォン
スマートフォン

ワークショップ
ワークショップ

ノンフィクション
ノンフィクション

ワーク・ライフ・バランス
ワーク・ライフ・バランス



練習した日　月　日　旅行したい場所

カタカナの練習

## 横書き

マイルド　ラジオ　メール

マイルド　ラジオ　メール

テスト　スケッチ　ニュース　ロゴ

テスト　スケッチ　ニュース　ロゴ

リラックス　シンデレラ　ハロウィン　ヴィーガン

リラックス　シンデレラ　ハロウィン　ヴィーガン

マンション　アフタヌーン　スケジュール

マンション　アフタヌーン　スケジュール

ステンドグラス

ステンドグラス

アプリケーション

アプリケーション

ポートレート

ポートレート

ステップアップ

ステップアップ

サウンドトラック

サウンドトラック

アイスクリーム

アイスクリーム

オンラインショップ

オンラインショップ

ハッピーバースデー

ハッピーバースデー

ユニバーサルデザイン

ユニバーサルデザイン

バーチャルリアリティ

バーチャルリアリティ

| 練習した日　月　日 | 昨日の天気 |
|---|---|

# アルファベットの練習

横書きはもちろん、縦書きでも書きやすいブロック体の練習をしてみましょう。大文字と小文字、それぞれの大きさを意識するのがポイントです。

## ◆ 小文字

曲線を中心に形作られます。各文字の大きさがほぼ同じになるように意識を。

a b c d e f g h i j k l m n

a b c d e f g h i j k l m n

o p q r s t u v w x y z

o p q r s t u v w x y z

## ◆ 大文字

直線を意識しながら大文字を書きましょう。まっすぐと安定した形になるように。

ABCDEFGHIJKLMN

ABCDEFGHIJKLMN

OPQRSTUVWXYZ

OPQRSTUVWXYZ

アルファベットの練習

| | | | | | |
|---|---|---|---|---|---|
| AM | PM | DVD | URL | TEL | GOAL |

AM PM DVD URL TEL GOAL

| | | | |
|---|---|---|---|
| English | Welcome | Xmas | Cafe |

English Welcome Xmas Cafe

| | |
|---|---|
| Everything's gonna be all right. | JAPAN |

Everything's gonna be all right. JAPAN

| | |
|---|---|
| HAPPY NEW YEAR ! | Conguratulations |

HAPPY NEW YEAR ! Conguratulations

練習した日　　月　　日　うれしかったこと

# 数字の練習

電話番号や住所など、日常でも数字を手書きする機会は多いでしょう。間違いのないことが求められるので正しい形を意識して練習を。

## ◆ 算用数字

曲線と直線をはっきりと書き分けましょう。字形が斜めにならないように注意を。

1 2 3 4 5 6 7 8 9 0

1 2 3 4 5 6 7 8 9 0

## ◆ 漢数字

画数の多い漢数字は大きくなりすぎないように、小さな点まで心配りをしましょう。

| | | | | | | | |
|---|---|---|---|---|---|---|---|
| 一 | 二 | 三 | 四 | 五 | 六 | 七 | 八 |
| 一 | 二 | 三 | 四 | 五 | 六 | 七 | 八 |
| | | | | | | | |

| | | | | | | | |
|---|---|---|---|---|---|---|---|
| 九 | 十 | 百 | 千 | 万 | 億 | 兆 | 零 |
| 九 | 十 | 百 | 千 | 万 | 億 | 兆 | 零 |
| | | | | | | | |

### Column 数字の始まり

世界各国で使われるアラビア数字（算用数字）ですが、「ゼロの概念」が生み出されたインドに起源があると言われています。0～9を使った十進法は私たちの生活のなかに古くから溶け込んでいます。

| | | |
|---|---|---|
| 2020年7月24日 | 午前8時45分 | 〒104-8011 |
| 2020年7月24日 | 午前8時45分 | 〒104-8011 |

| | | | |
|---|---|---|---|
| ¥5,980 | 12ヶ月 | 第2回 | 03-541-896 |
| ¥5,980 | 12ヶ月 | 第2回 | 03-541-896 |

| | | | |
|---|---|---|---|
| 1：3 | 157cm | 46kg | 80%OFF |
| 1：3 | 157cm | 46kg | 80%OFF |

七ー五ー十四 七ー五ー十四

八月二十九日 八月二十九日

六万三千円 六万三千円

練習した日　月　日　最近読んだ本

# 漢字を作るパーツを知ろう

**漢字を構成する点や線、部首などを知り、練習してみましょう。どんな漢字も美しく書くことができるようになります。**

## 8つの基本点画《てんかく》

漢字を構成する点や線のことを点画と言います。特に線の長さや方向を意識することで正確な基本点画になります。書き終わりは払ったり止めたりします。ここでは8つの要素に分けて点画のポイントをつかみましょう。

**①横線**
やや右上がりが基本。文字のバランスを担います。

王

**②縦線**
まっすぐ下ろすことが大切。建物でいう柱の役割。

土

**③点**
縦に引く、ななめに引く、点ひとつでも大きく違いが出ます。

下

**④折れ**
しっかりした角のある折れを、正しい角度で書きましょう。

口

**⑤払い**
決まった方向に、動きを止めずにすっと力を抜く書き方です。

人

**⑥はね**
はねる前にいったん止まり、正しい角度、長さではねます。

力

**⑦曲がり**
折れのように角ばらず、美しい曲線でカーブしましょう。

七

**⑧そり**
そりはなめらかに、前後の線の方向に注意して書きます。

必

## 7つの基本部首

複数の漢字に共通する構成部分を部首と言います。漢字はさまざまな部首の組み合わせでつくられているので、部首を練習することで、多くの漢字を美しく書けるようになります。ここでは7つの基本部首を学びましょう。

**①へん**
漢字の左側にあり、部首の中で最も種類が多い。

休

**②つくり**
漢字の右側にあり、へんと構成されていることが多い。

放

**③かんむり**
漢字の上部にある部首。幅の広さに注意します。

花

**④あし**
漢字の下部にあり、どっしりと構えて上部を支えます。

兄

**⑤にょう**
左から右下へ長い右払いを、バランスよく書きます。

速

**⑥たれ**
中に入る文字はやや右に、上部から垂らすように包みます。

肩

**⑦かまえ**
中の文字を包みおおいます。やや末広がりに書きます。

国

凡例
①②③…＝筆順　●＝止める　＝払う　＝はねる　＝折る　＝方向に注意　＝つながるように　＝丸く
○＝等間隔にあける　＝広くあける　●＝注意するあき　＝同じ長さ　＝　短く　長く

# 書くときのポイント

## ① 終筆に注意する

終筆とは一つひとつの点画の最後の部分です。止め、はね、払いなどがあります。ここを決められたとおりに丁寧に書くことが文字の正しさにつながります。

◆ 止め

土

◆ はね

九

◆ 払い

足

## ② 接し方と交わり方

漢字を構成する点画同士が、深く接するのか、浅く接するのか、直角に交わるのか、ななめに交わるのかも重要なポイントです。見本の文字をよく見てみましょう。

◆ 接し方

上 しっかりつける

下 浅くつける

◆ 交わり方

十

父

## ③ 外形をとらえる

美しく書かれている漢字には整った外形があります。外形にはパターンがあり、このバランスが上手にとれていると、より一層字形が完成されて見えるのです。

◆ 正方形

円

◆ タテ長

月

◆ ヨコ長

血

## 4 組み立て

漢字はへんとつくりなど、いくつかの要素で組み立てられています。組み立ての比率、バランスも意識してみましょう。

上下：然

左右：教

## 5 線の長さ

同じような構成の漢字でも、込められた意味合いや筆順に関係して、線の長さが違うものがあります。線の長さによってバランスも変わるので注意しましょう。

短く：左

長く：右

## 6 線の方向

漢字の線には決められた方向があります。途中やや右上がりになったり、反るものもありますが、横線は右上がりに平行に、縦線はまっすぐ下へ、おろしましょう。

縦：町

横：青

## 7 空間を意識

例えば、横線など同じ向きの線が3本以上になるときは、線の間が等間隔になるよう意識します。部首の組み合わせでも、空間を意識することは重要です。

等間隔：王

広めに：行

## 8 筆順に注意

筆順は、整った外形、線の長さ、方向を保つのに大きく関係します。正しい筆順を知るようにしましょう。

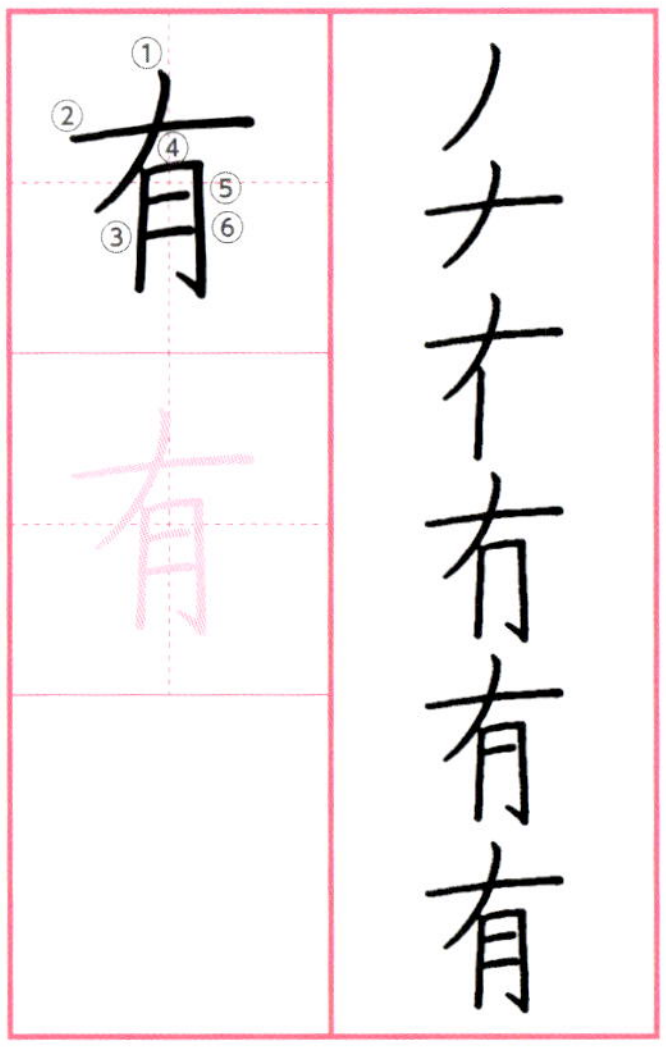

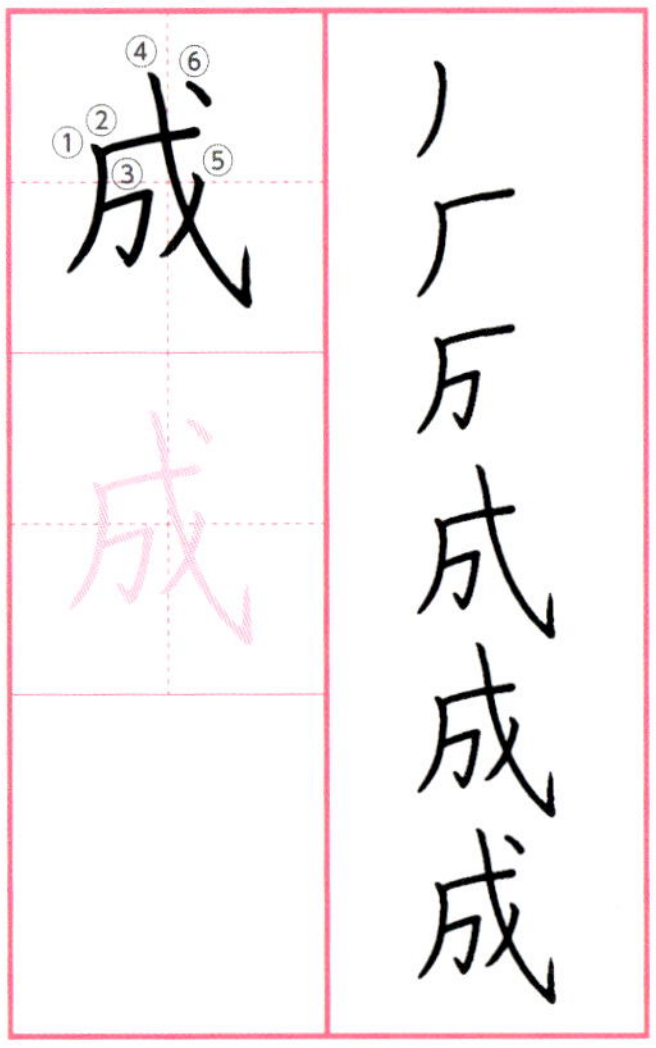

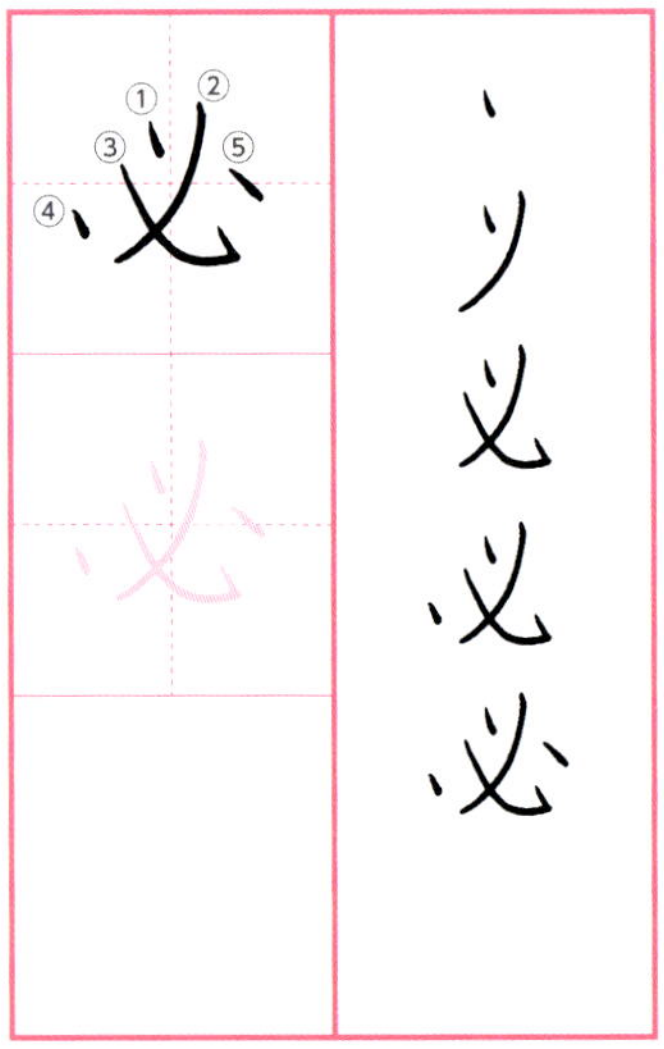

※「必」などいくつかの文字には異なった筆順があることがあります。

凡例　①②③…＝筆順　●＝止める　＝払う　＝はねる　＝折る　＝方向に注意　＝つながるように　＝丸く　○＝等間隔にあける　＝広くあける　●＝注意するあき　＝同じ長さ　＝　短く　長く

# 基本点画を書く

漢字を書く基本、点や線を美しく書けるよう意識して、ポイントに注意しながら練習しましょう。同じ折れや払いでも角度や長さが違います。

## 1 横線

### 空き

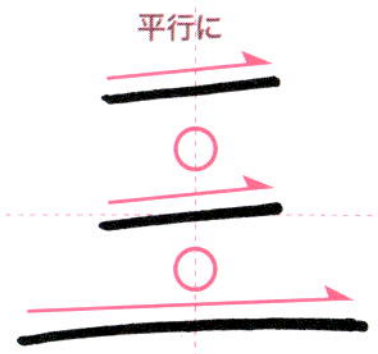


書　王

### 長さ

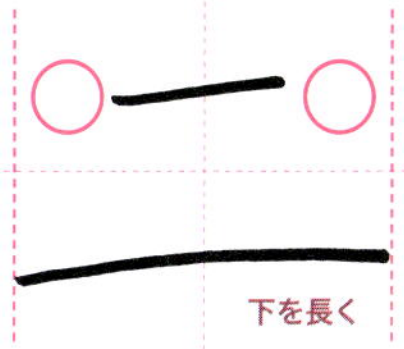


重　年

### 方向

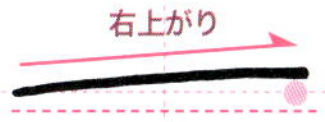


再　一

## 2 縦線

### 縦におろして抜く

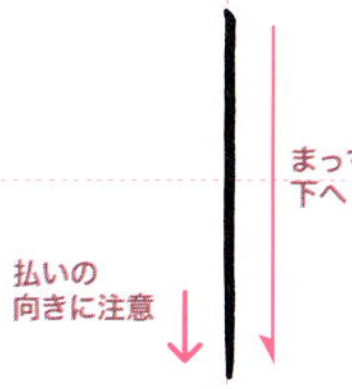


平　中

### 一度止まってはねる

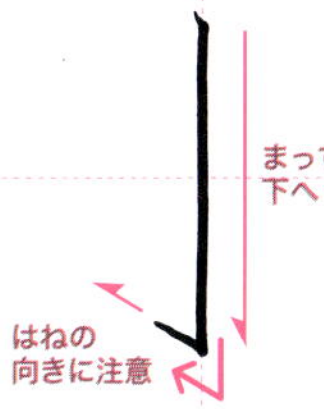


求　小

### 縦におろして止める

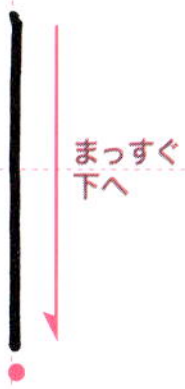


引　本



練習した日　月　日　旅行したい場所

## 3 点

### 接する点

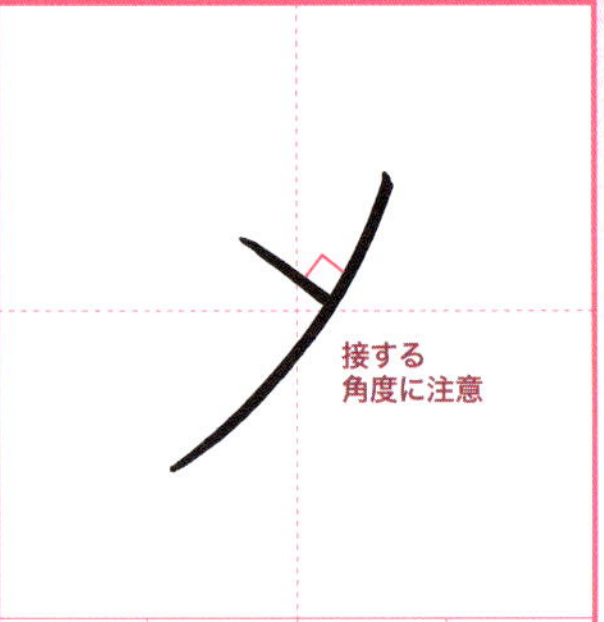

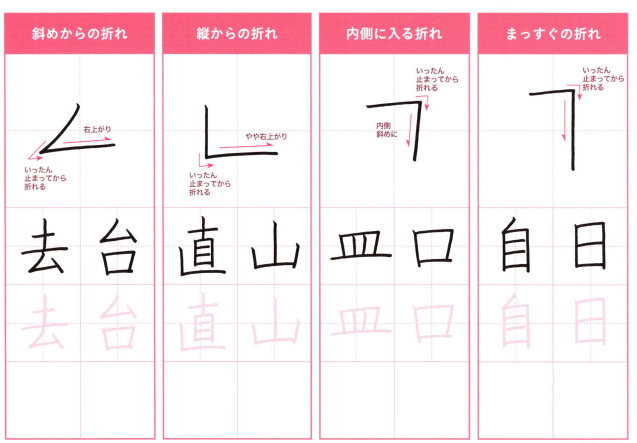


虫 夕

虫 夕

### 基点に従って引く

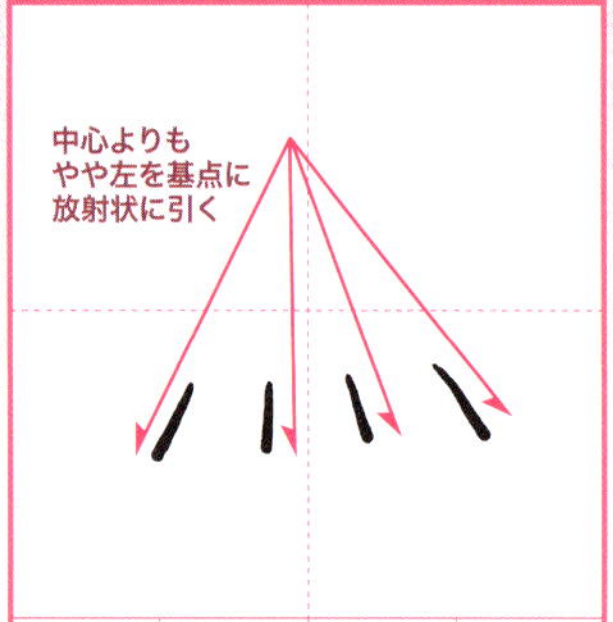


然 点

然 点

### そろえて引く

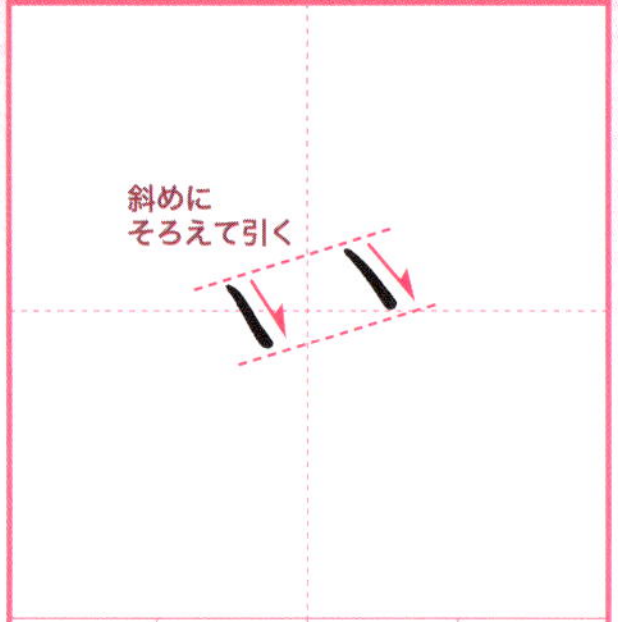


学 志

学 志

### 斜めに引く

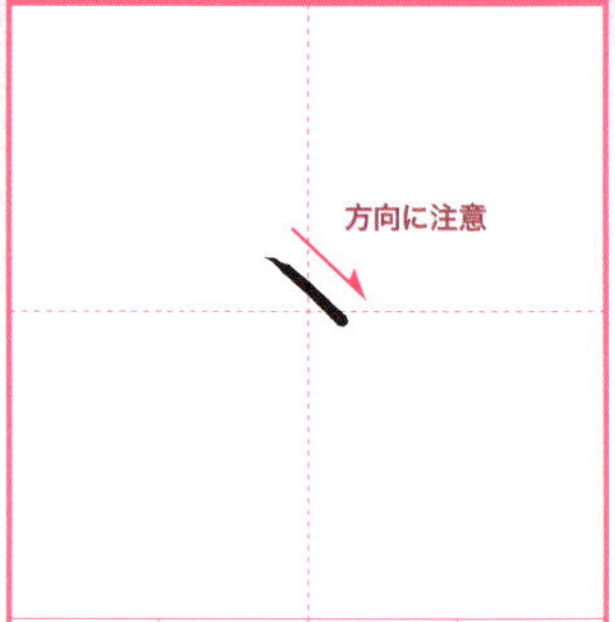


美 主

美 主

## 4 折れ

### 斜めからの折れ

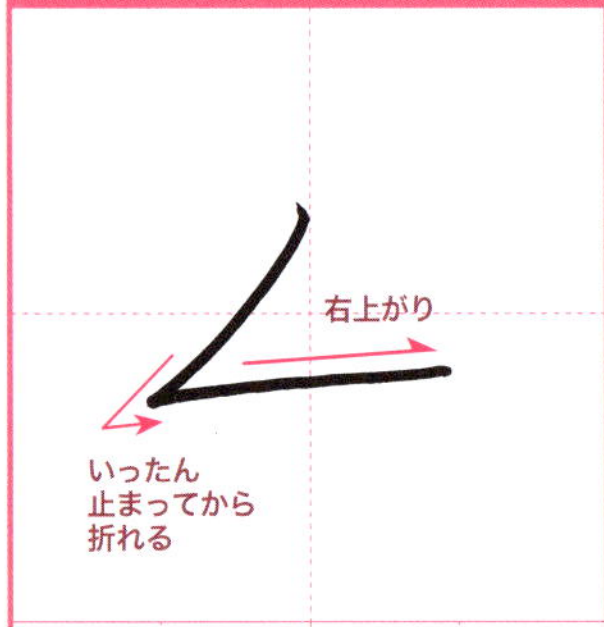


去 台

去 台

### 縦からの折れ

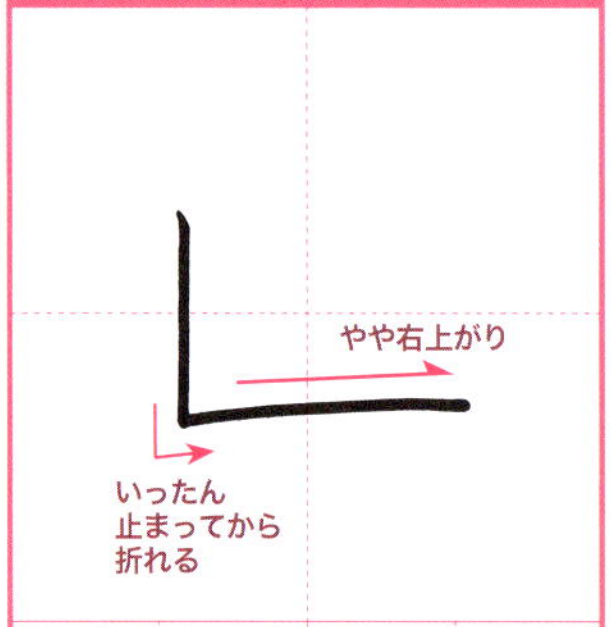


直 山

直 山

### 内側に入る折れ

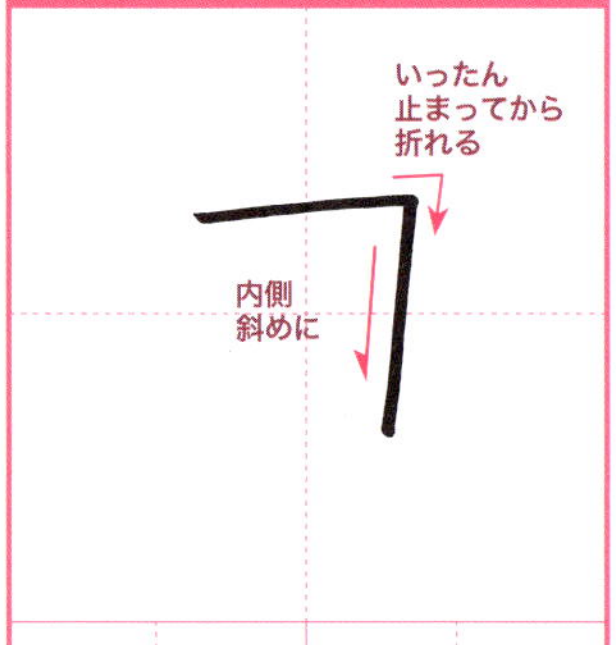


皿 口

皿 口

### まっすぐの折れ

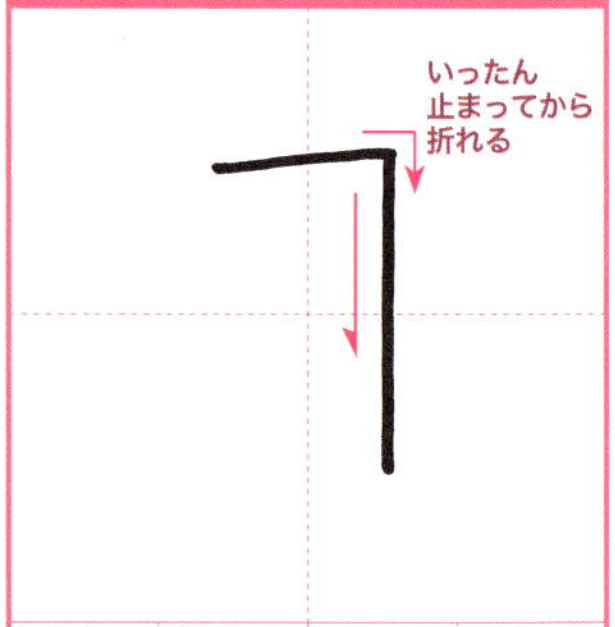


自 日

自 日

凡例

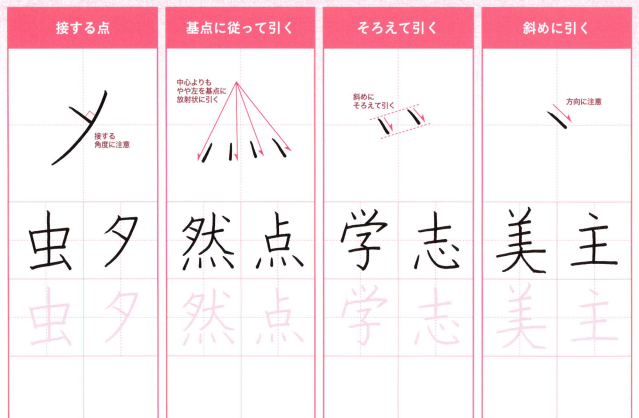

①②③…＝筆順　●＝止める　＝払う　＝はねる　＝折る　＝方向に注意　＝つながるように　＝丸く
○＝等間隔にあける　＝広くあける　●＝注意するあき　＝同じ長さ　＝　短く　長く

## 5 払い

### 立てた払い

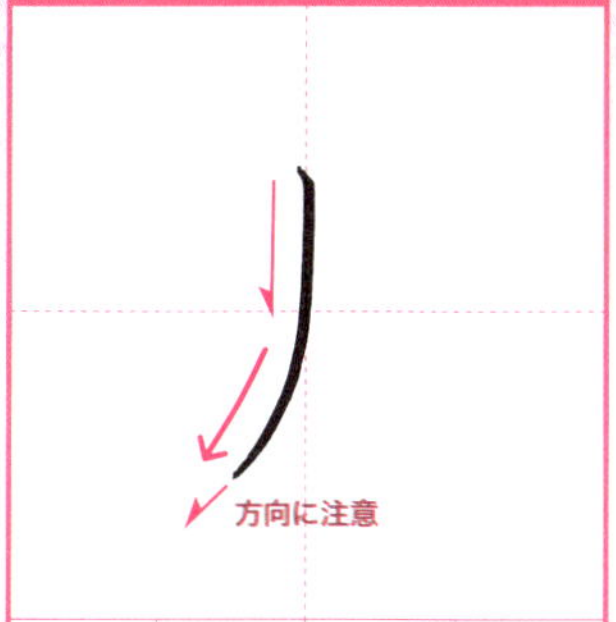


周　川

### 寝かせた払い

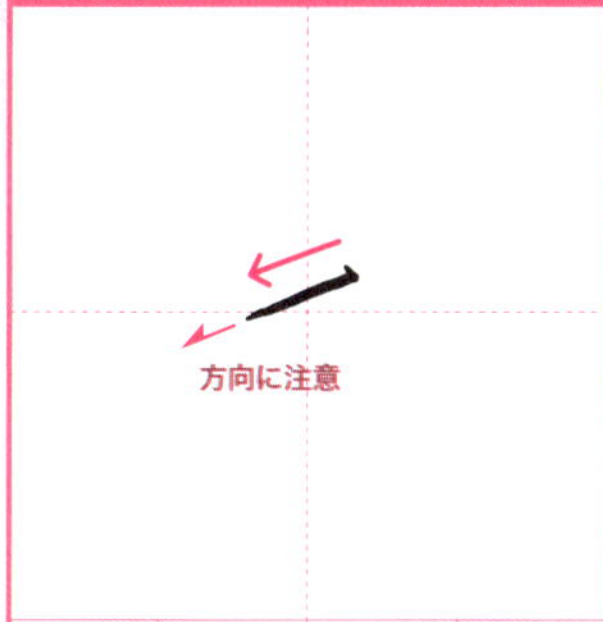


和　千

### 右払い

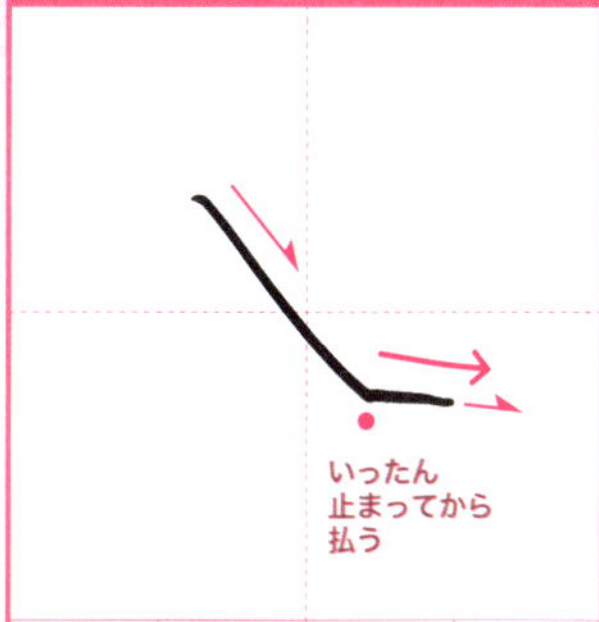


文　人

### 左払い

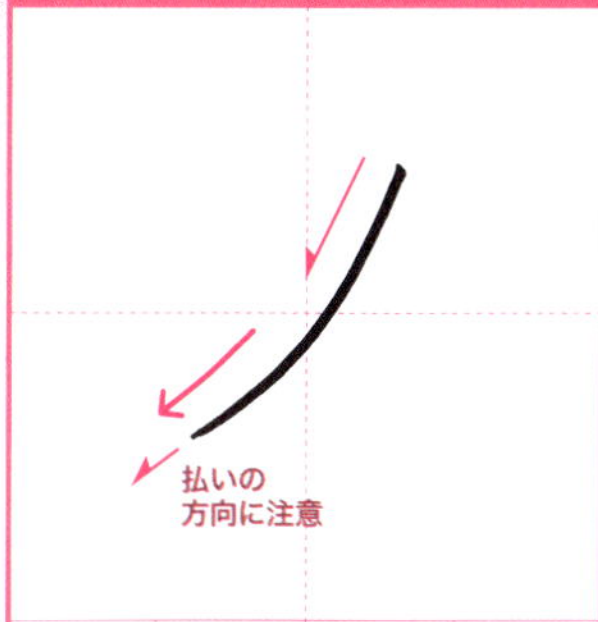


多　少

## 6 はね

### 上へのはね

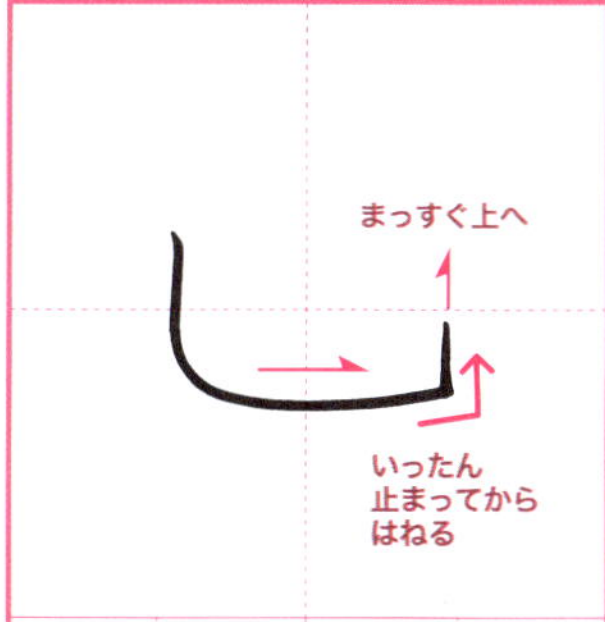


毛　礼

### 斜めからのはね

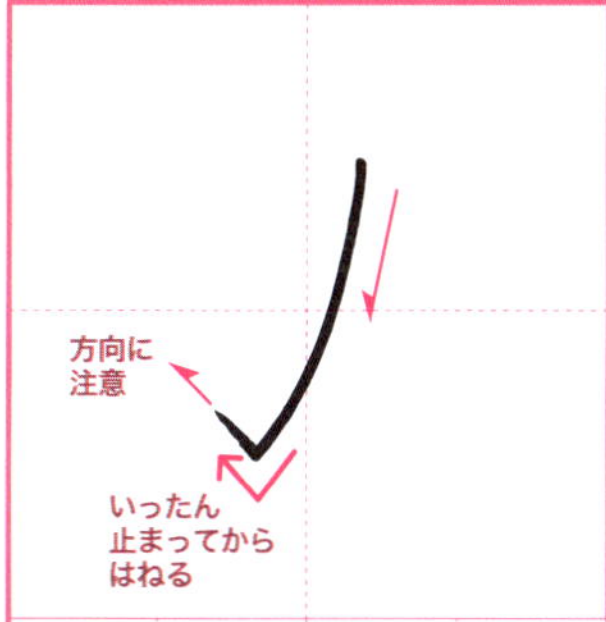


均　力

### 右上へのはね

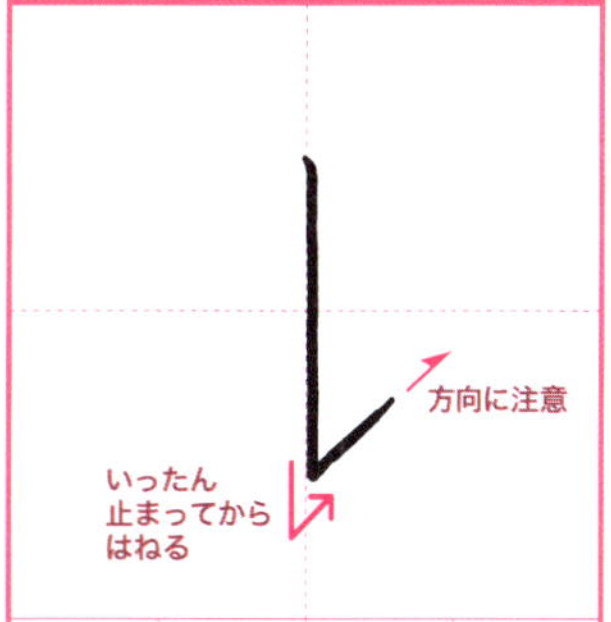


氏　良

### 左上へのはね

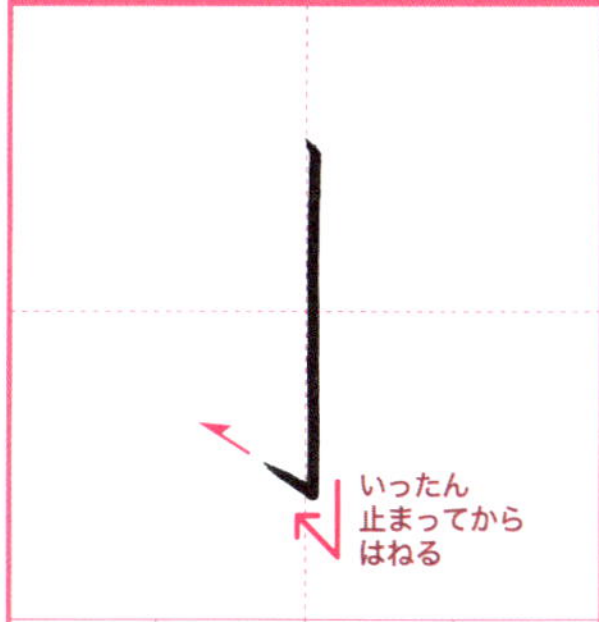


可　寸

練習した日　月　日　昨日の天気

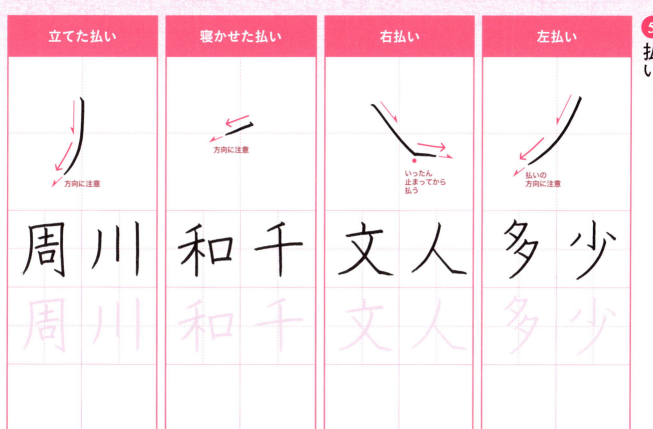

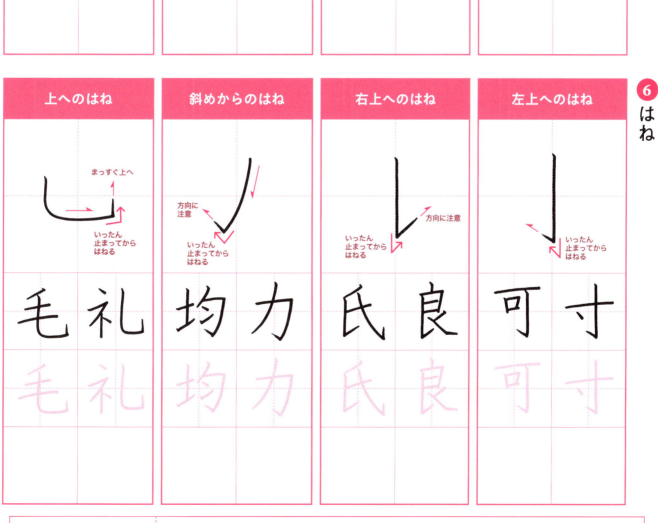

## 7 曲がり

### 普通の曲がり

平らに
角張らない

忙 七

忙 七

### 小さな曲がり

平らに
大回りしない

陸 改

陸 改

### 曲がりの後にはねる

特に平らに

化 也

化 也

### 角度のきつい曲がり

斜めの
角度に注意

投 九

投 九

## 8 そり

### 立てたそり

あまり
曲げすぎない

成 武

成 武

### 寝かせたそり

丸みをつけず
斜めに
角張らない
平らに

必 心

必 心

### 折り返しの前後のそり

わずかにそる
わずかにそる

毎 女

毎 女

### 折り返しから続くそり

大きくそる

風 気

風 気

凡例

①②③…＝筆順　●＝止める　＝払う　＝はねる　＝折る　＝方向に注意　＝つながるように　＝丸く
○＝等間隔にあける　＝広くあける　●＝注意するあき　＝同じ長さ　＝　短く　長く

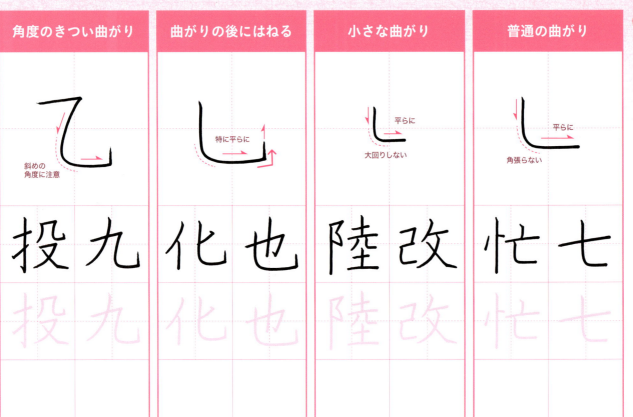

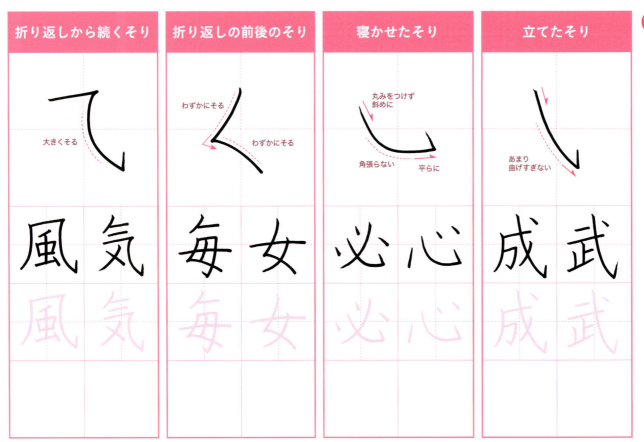

# 基本部首を書く

## 1 へん-1

7つに分類された部首をひととおり練習し、多くの漢字をきれいに書けるようにしましょう。文字に対する部首の大きさのバランスにも注意してください。

### にんべん

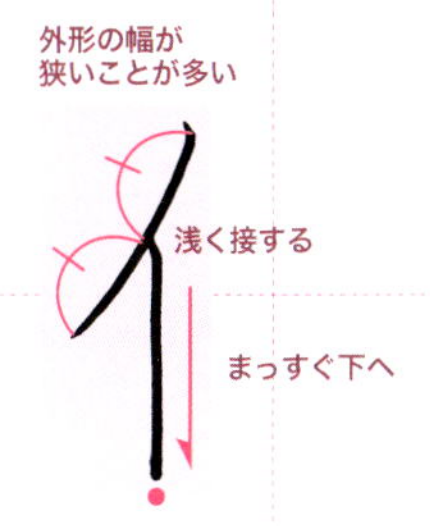


位 休

位 休

### きへん

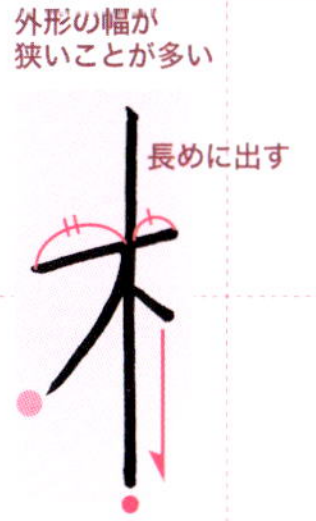


杉 村

杉 村

### さんずい

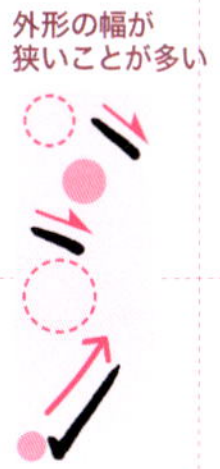


活 温

活 温

### くちへん

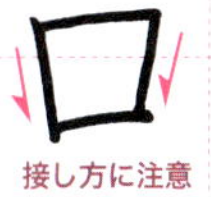

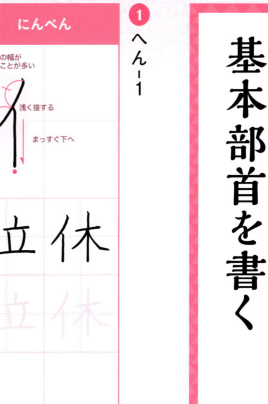


唯 呼

唯 呼

### りっしんべん

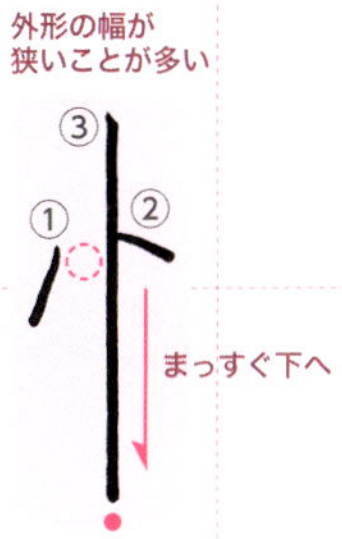


情 快

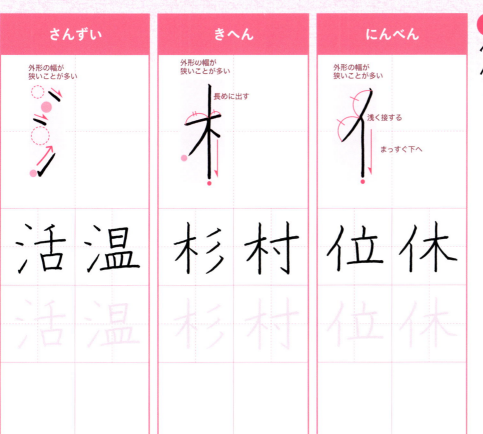

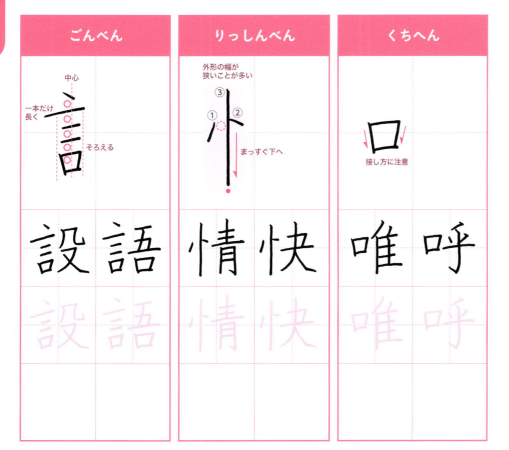

情 快

### ごんべん

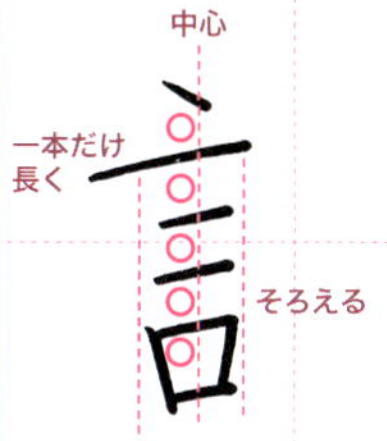


設 語

設 語

練習した日　月　日　うれしかったこと

## いとへん

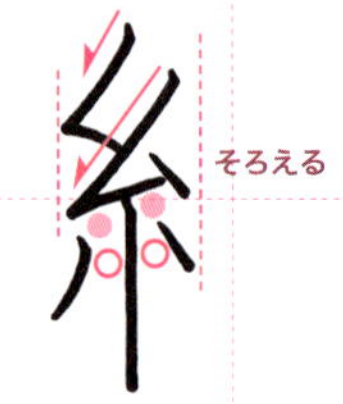
そろえる

純 約

純 約

## おんなへん

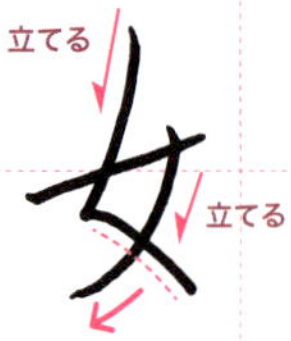
立てる
立てる

始 好

始 好

## つちへん

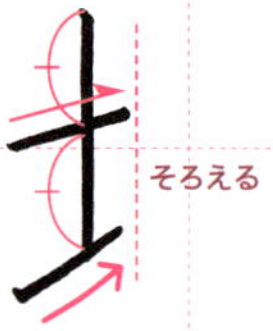
そろえる

坂 塩

坂 塩

## ぎょうにんべん

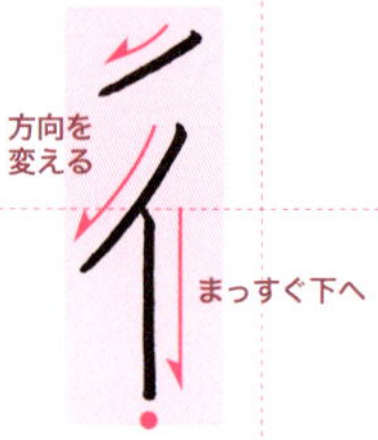
方向を
変える
まっすぐ下へ

彼 往

彼 往

## にくづき

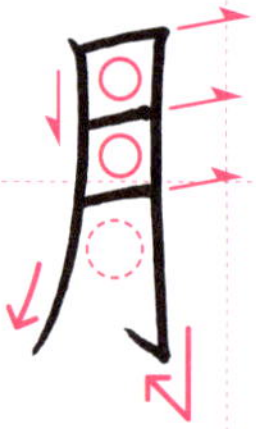

胸 肌

胸 肌

## のぎへん

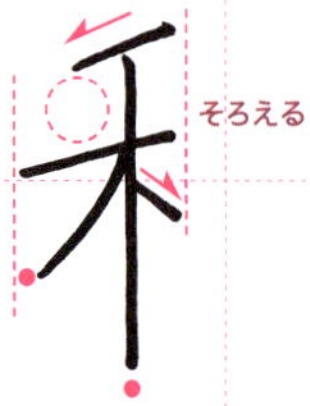
そろえる

秋 移

秋 移

## こざとへん

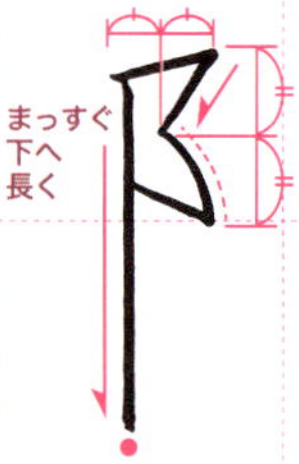
まっすぐ
下へ
長く

限 陽

限 陽

## てへん

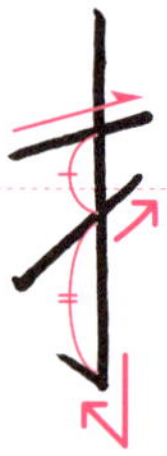

打 持

打 持

**凡例**

①②③…＝筆順　●＝止める　＝払う　＝はねる　＝折る　＝方向に注意　＝つながるように　＝丸く
○＝等間隔にあける　◌＝広くあける　●＝注意するあき　＝同じ長さ　＝　短く　長く

## 2 つくり

### あくび

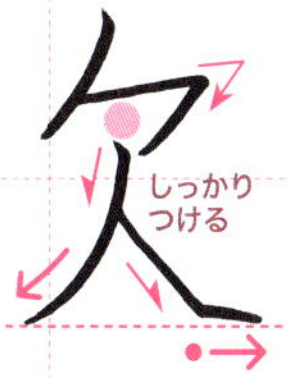


歌 次

### ちから

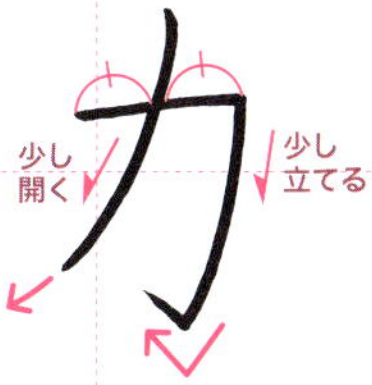


勇 助

### ぼくづくり

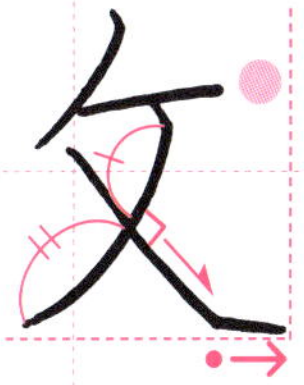

故 放

### りっとう

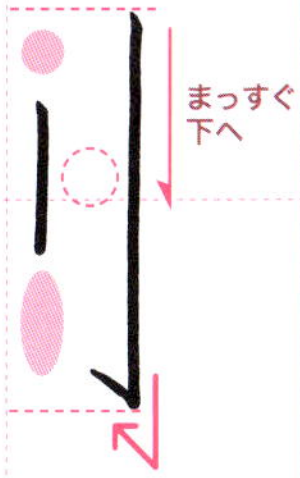


別 利

### ふしづくり

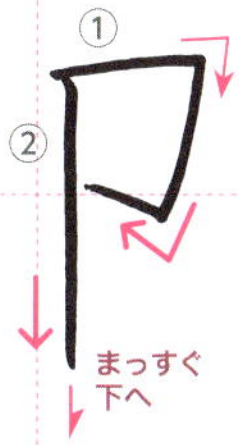


即 印

### さんづくり

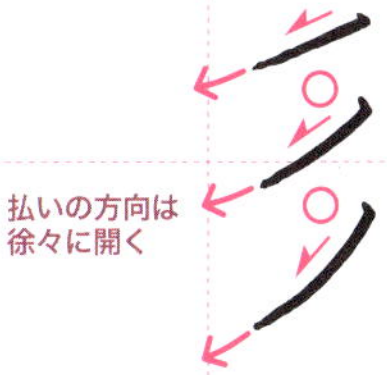


彩 形

### おおがい

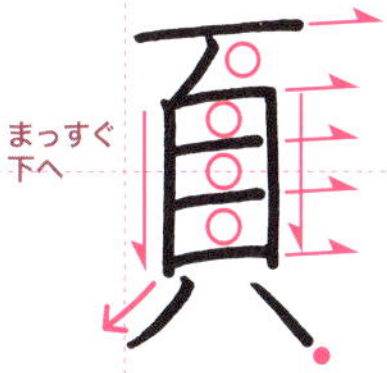


頑 順

### おおざと

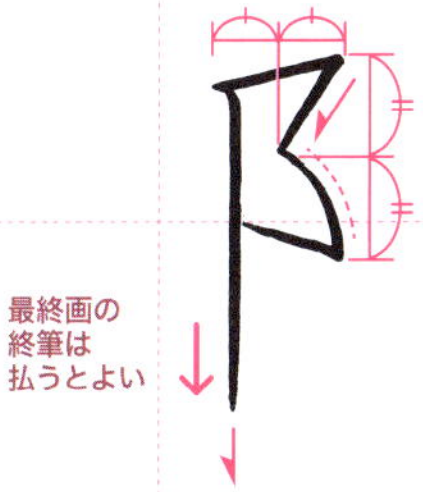


都 部

| 練習した日 月 日 | 最近読んだ本 |
| --- | --- |

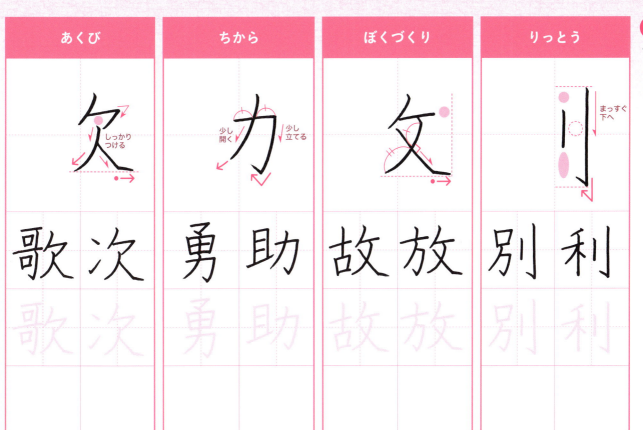

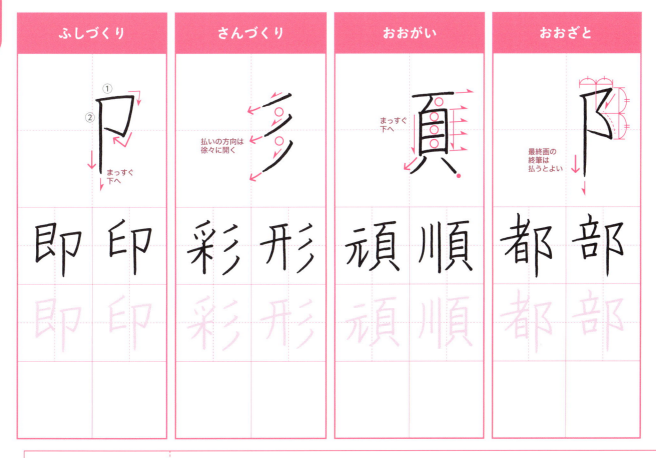

## あなかんむり

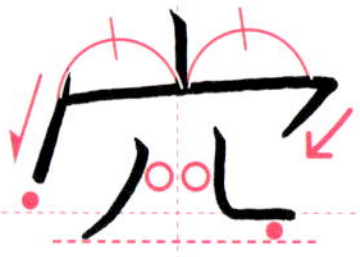

究 空

究 空

## おいがしら

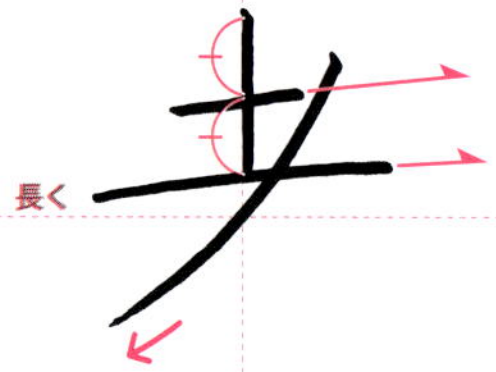


考 老

考 老

## たけかんむり

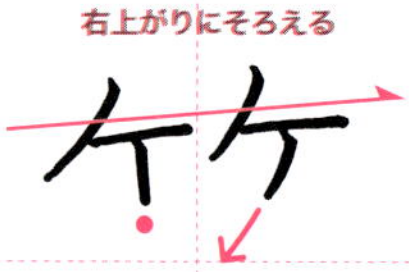


答 笑

答 笑

## くさかんむり

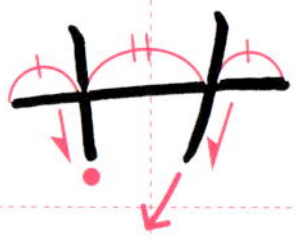

若 花

若 花

## ひとやね（かんむりの仲間）

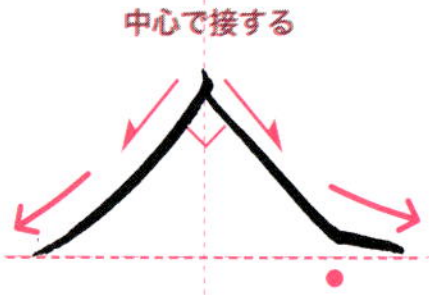


倉 今

倉 今

## なべぶた（かんむりの仲間）

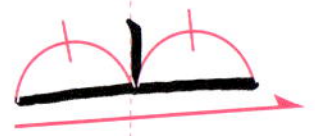

交 京

交 京

## うかんむり

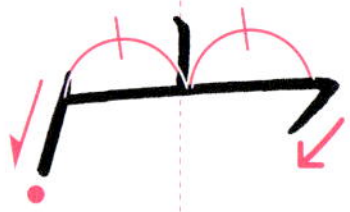

家 宝

家 宝

## あめかんむり

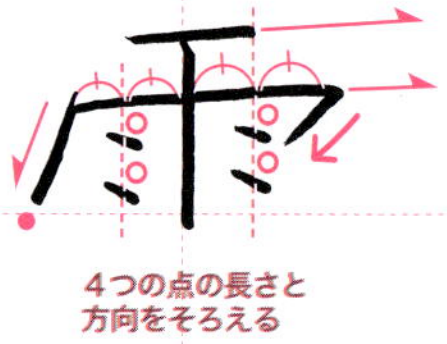


雲 雪

雲 雪

**凡例**

①②③…＝筆順　●＝止める　↙＝払う　＝はねる　＝折る　↓＝方向に注意　＝つながるように　＝丸く
○＝等間隔にあける　◌＝広くあける　●＝注意するあき　＝同じ長さ　＝　短く　長く

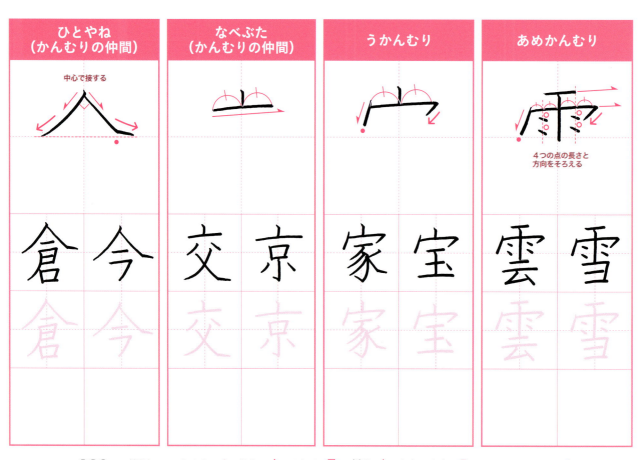

## かい

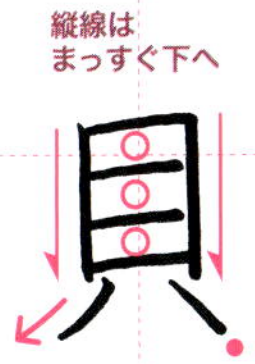


資 買

## れんが

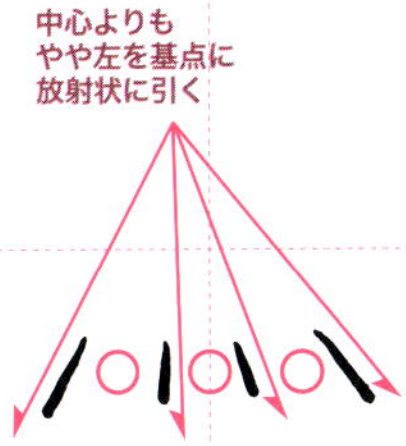


無 煮

## こころ

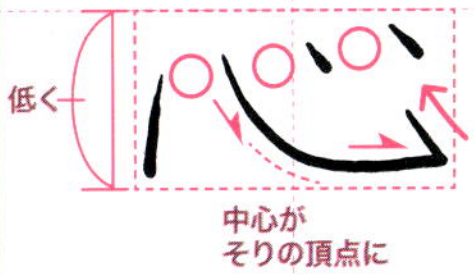


思 意

## ひとあし

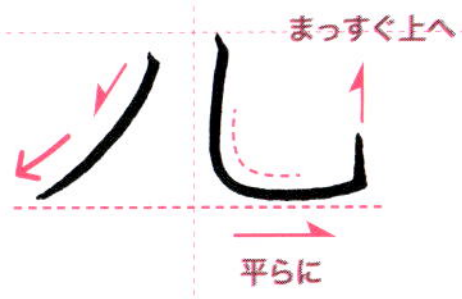


先 兄

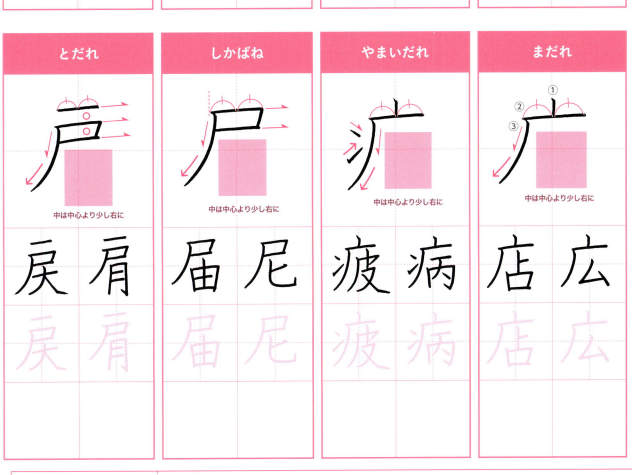

## とだれ

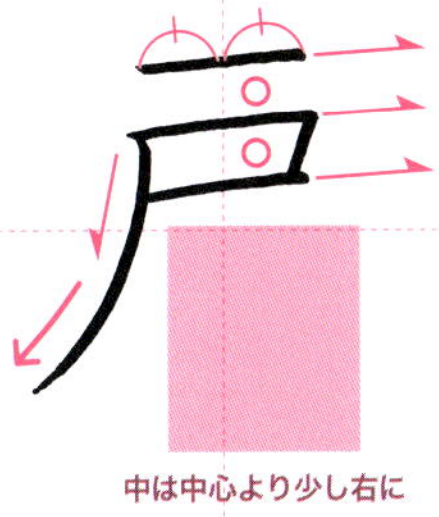


戻 肩

## しかばね

届 尼

## やまいだれ

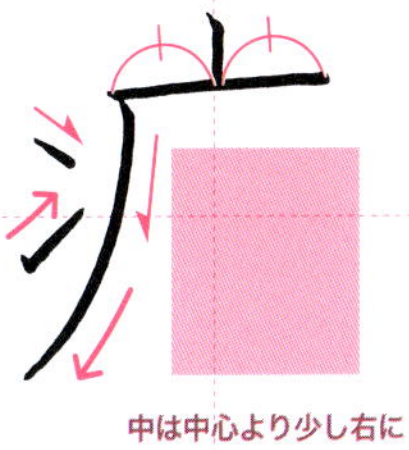


疲 病

## まだれ

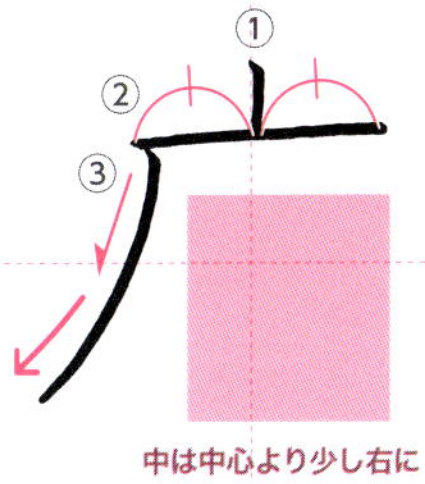


店 広

| 練習した日　　月　　日 | 旅行したい場所 |
|---|---|

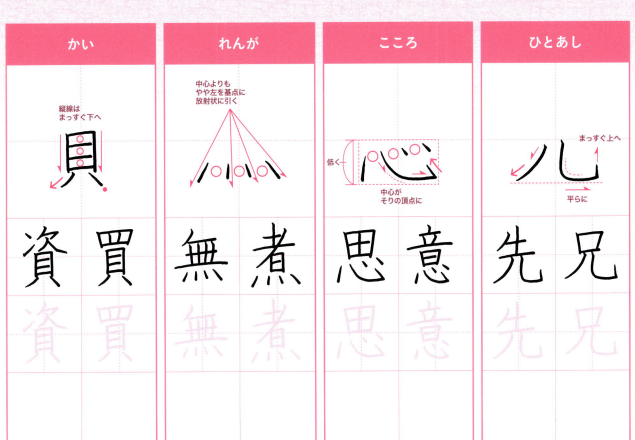

## 6 にょう

### きにょう

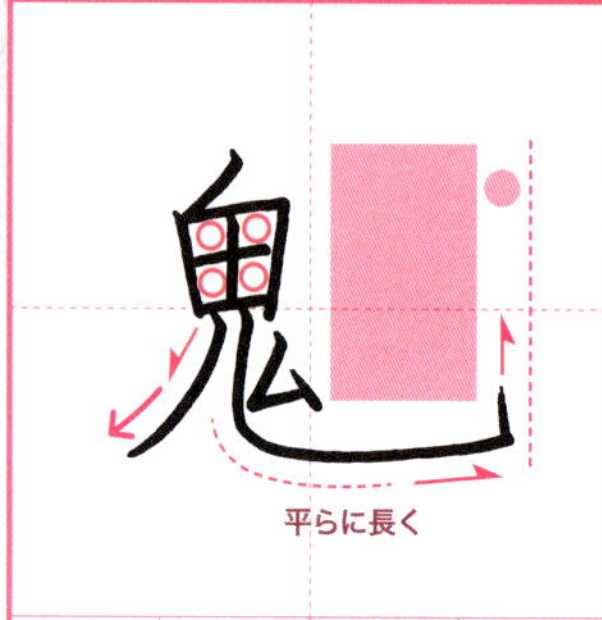


魁 魅

魁 魅

### そうにょう

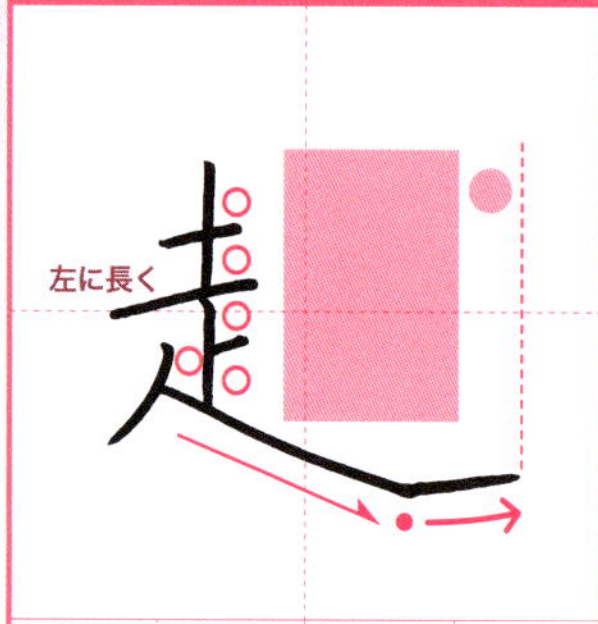


起 超

起 超

### えんにょう

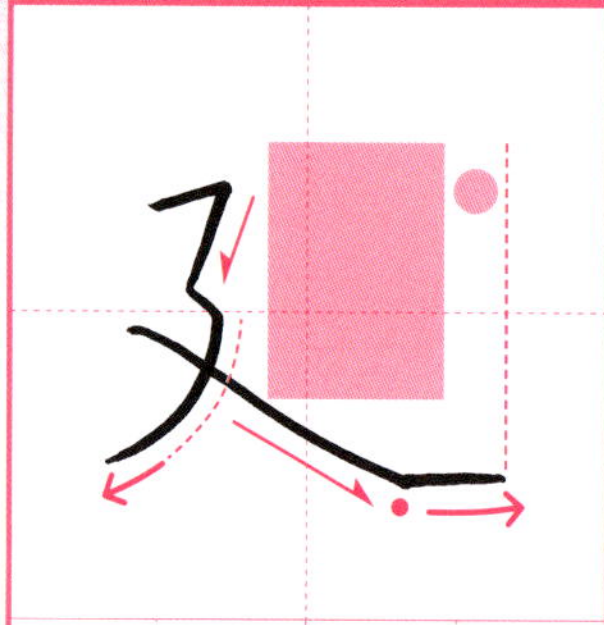

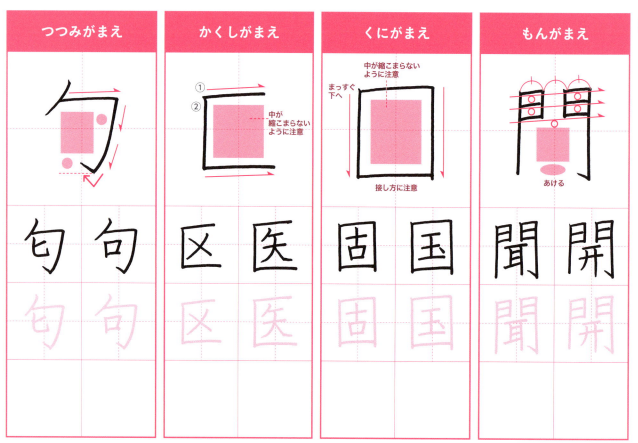

延 建

延 建

### しんにょう

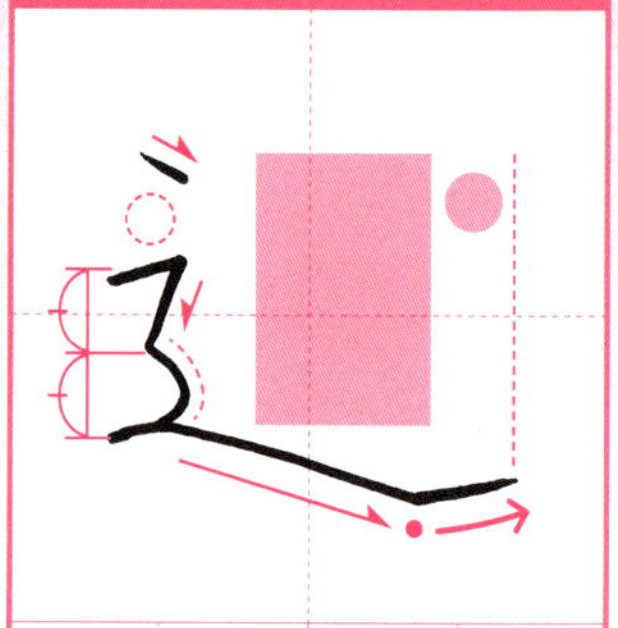

追 速

追 速

## 7 かまえ

### つつみがまえ

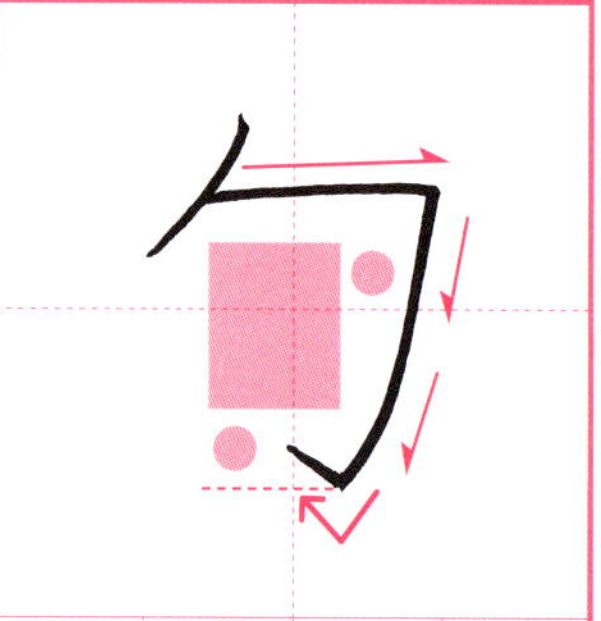

句 句

句 句

### かくしがまえ

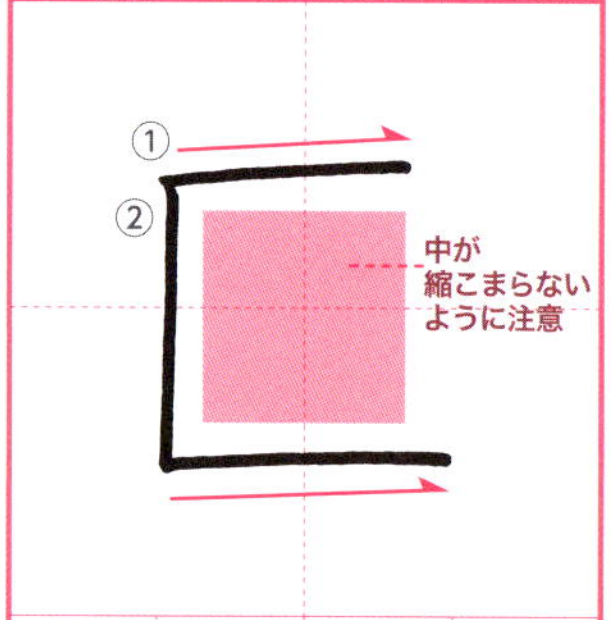


区 医

区 医

### くにがまえ

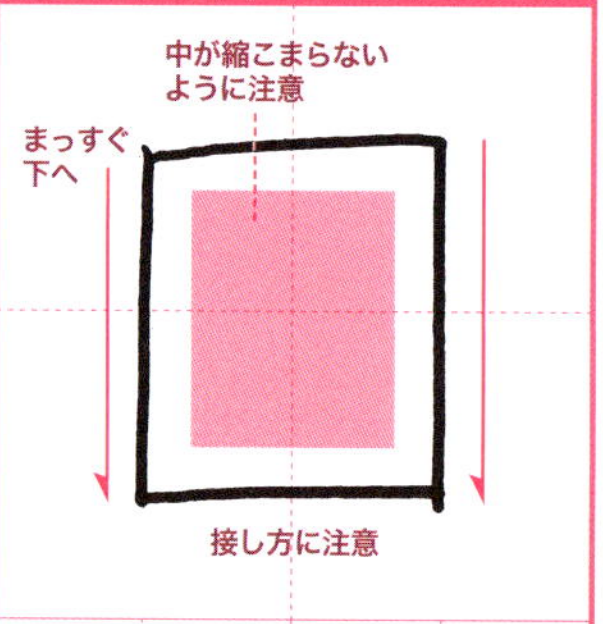


固 国

固 国

### もんがまえ

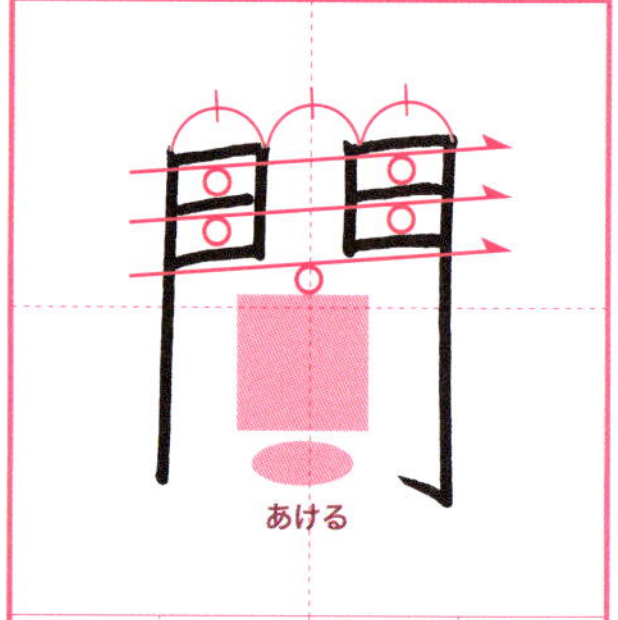


間 開

間 開

**凡例**

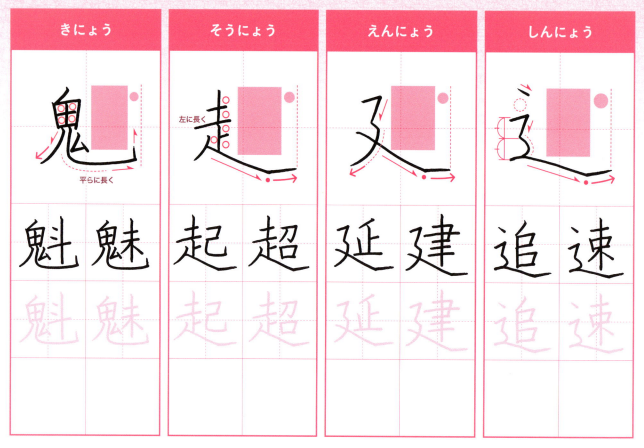

①②③…＝筆順　●＝止める　↙＝払う　＝はねる　＝折る　＝方向に注意　＝つながるように　＝丸く
○＝等間隔にあける　◌＝広くあける　●＝注意するあき　＝同じ長さ　＝　短く　長く

漢字の練習

# 縦書き

幸福

へんとつくりの文字は幅広く

飴細工

画数の多い字は大きく

画数の少ない字は小さく

一昨日

横線の右上がりをそろえる

昨日の前の日、今日より2日前の日のこと。「おととい」と読むのが一般的だが、「おとつい」、「いっさくじつ」と読んでも間違いではない。

明後日

「日」は中心に

明日の次の日、今日より2日後のこと。「あさって」のほかに「みょうごにち」とも読む。明後日の方向というと、「見当はずれの方向」という意味がある。

健康

横線の右上がりをそろえる

御礼

小さなあきも均等に

自己

細長い外形をずらさずに

丈夫

左右の払いを広げる

活躍

それぞれあきは均等に

希望

幅広い箇所をそろえる

陽気

あきに注意

幅をそろえる

親類

縦線をまっすぐ

電話

あきに注意

幅をそろえる

賀正

あきに注意

幅をそろえる

本日

あきに注意

幅をそろえる

委員

あきに注意

幅をそろえる



練習した日　月　日　旅行したい場所

独占

「口」の形と点画の接し方に注意

皆様

同じ広さのあきに注意

行列

左右の組み立ての幅と高さの違いに注意

大躍進

右上がりでそろえる

大海原

右上がりでそろえる

広々とした海のこと。「大海原に乗り出す」、「大海原に打って出る」という言葉には、海に出ることのほかに、挑戦するという意味合いを持つ。

安全

横幅の広さをそろえる

拝啓

組み立ての異なる文字も右上がりでそろえる

前略

方向の違いに注意

敬具

組み立ての異なる文字のバランスに注意

遠足

「口」の下の縦線は、「口」の真ん中からまっすぐ下へ

父母

斜めの傾きに注意

機会

斜めの方向の違いに注意

検討

左右の組み立ての幅と高さの違いに注意

見積書

あきに注意

幅をそろえる

追伸

左右の組み立ての幅と高さの違いに注意

捺印

左右の組み立ての幅と高さの違いに注意

住宅

組み立ての異なる文字の幅と高さの違いに注意

凡例

①②③…＝筆順　●＝止める　↙＝払う　＝はねる　＝折る　↓＝方向に注意　＝つながるように　＝丸く

○＝等間隔にあける　＝広くあける　●＝注意するあき　＝同じ長さ　＝　短く　長く

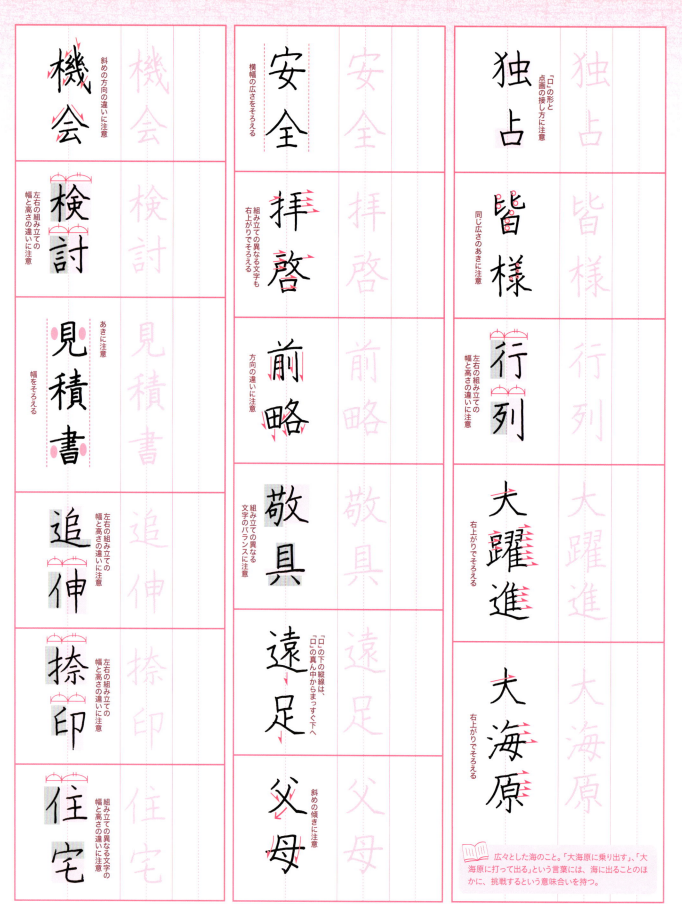

漢字の練習

# 横書き

| 小休止 | 月光 | 公園 |
|---|---|---|
| 小休止 | 月光 | 公園 |

| 町内 | 精進料理 | 町内会 | 家族 |
|---|---|---|---|
| 町内 | 精進料理 | 町内会 | 家族 |

| 最高 | 天王山 | 用心棒 | 四苦八苦 |
|---|---|---|---|
| 最高 | 天王山 | 用心棒 | 四苦八苦 |

| 紙一重 | 一病息災 | 無二無三 |
|---|---|---|
| 紙一重 | 一病息災 | 無二無三 |

ひとつぐらい病気があったほうが、健康に注意するので無病の人より長生きできる、という意味。息災とは健康であることの意味。

「むにむさん」と読み、わき目もふらず、いちずになること。ひたすらなこと。または、ほかに代わりのない、唯一のもの、という意味。



練習した日　月　日　昨日の天気

# 漢字とひらがな交じりの文

**日本語の文章は、漢字とひらがなで構成されています。ここでは、日常の文章を美しく見せる練習をしていきましょう。**

## 行を書くポイント

漢字とひらがなは形も大きさもバラバラです。美しいバランスで文章を書くには、その文章を書く行の長さ、幅、文字数、文字の外形などがポイント。これから紹介する、①②③のいずれか、やりやすいものを参考にしてください。

### 1 「外形と中心」を考える

漢字にもひらがなにも外形があります。行にまっすぐ書くために、外形の中心を合わせて、外形を縦に積み重ねるように書いていきます。

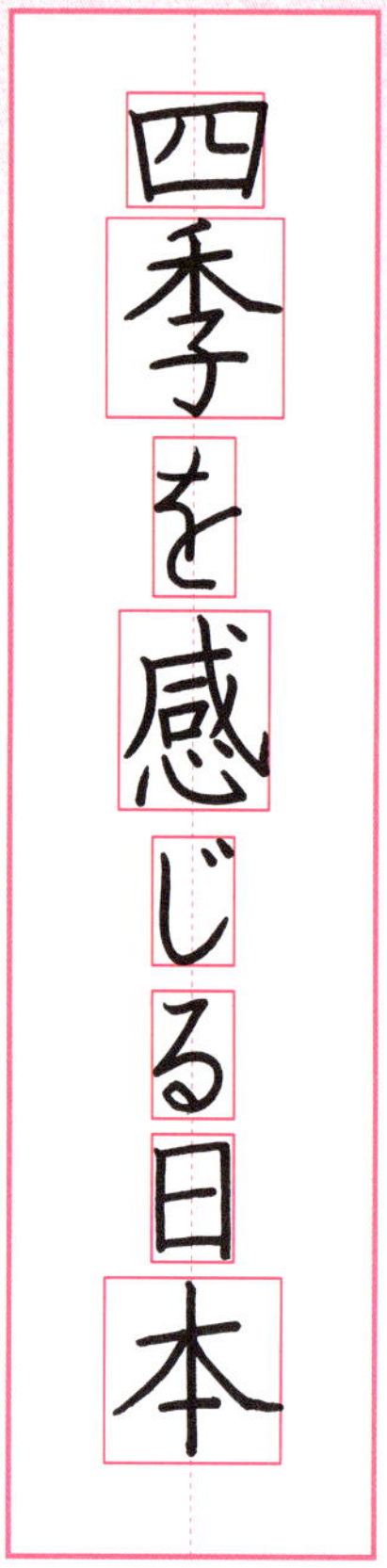
四季を感じる日本

### 2 「行と文字の幅」を考える

行の中心線に文字の中心を合わせて書きます。一字一字左右に余る空間が同じになるようにします。例えば小さな文字だと、左右ともに広いあきになります。

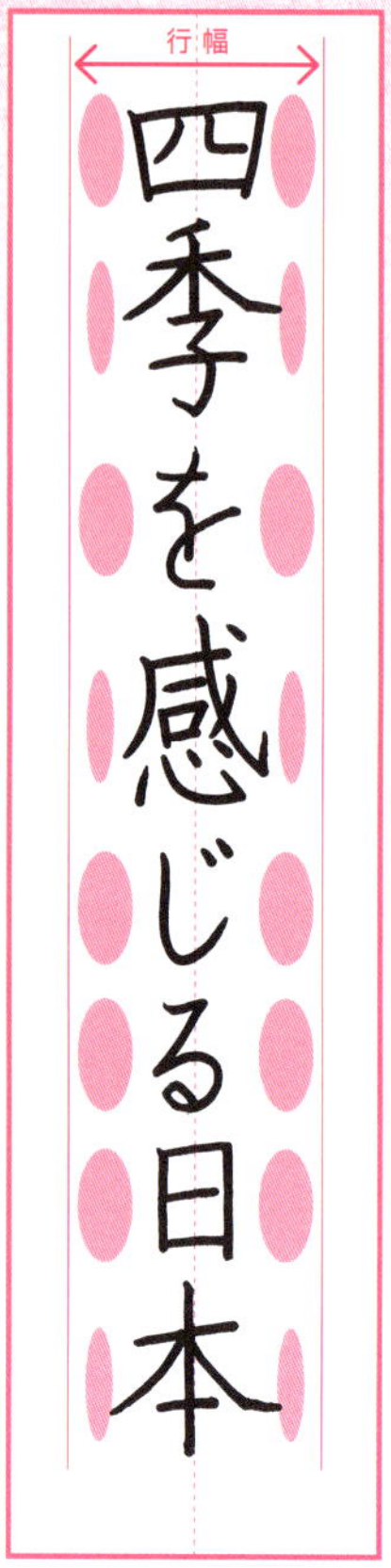
行幅
四季を感じる日本

### 3 行におさまるようにする

文字は行全体にバランスよくおさめます。行の長さで文字の大きさを決め、1行の半分を目安にして、文字を均等に配置していくよう注意します。

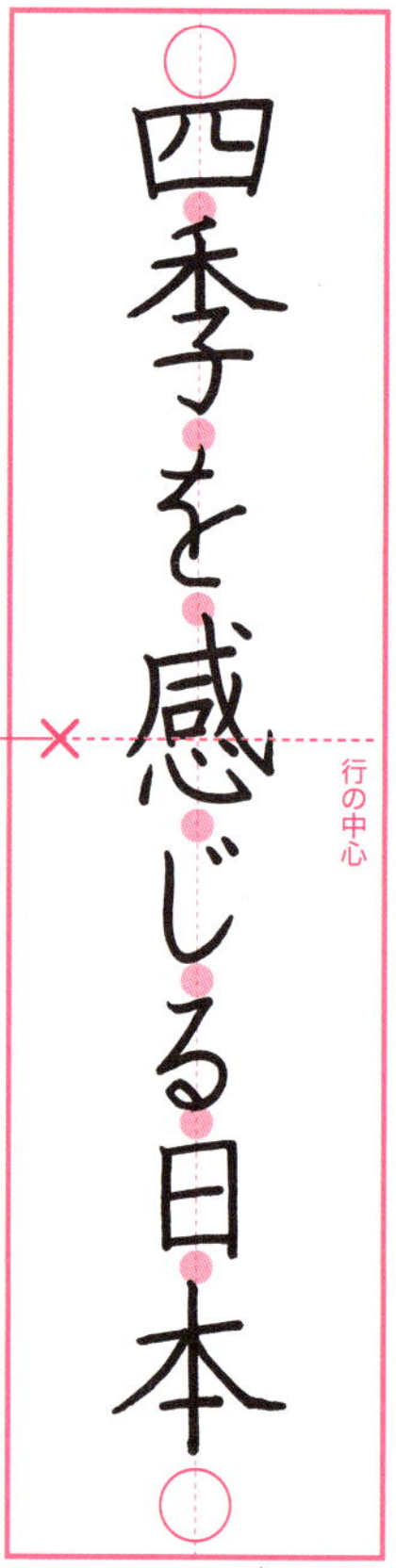
行の中心
四季を感じる日本

行の縦半分の位置に、あとで消せるよう軽く目印をつけておくといい。

**プラス**

### 文字の大きさのポイント

文章をすべて同じ大きさで書くと、とても読みづらいものです。バランスよく読みやすくするためには、文字の大きさを考えましょう。基本として、画数の少ない文字は小さめに、多い文字は大きめに書きます。そして、漢字は大きめに、ひらがなは小さめに書きましょう。

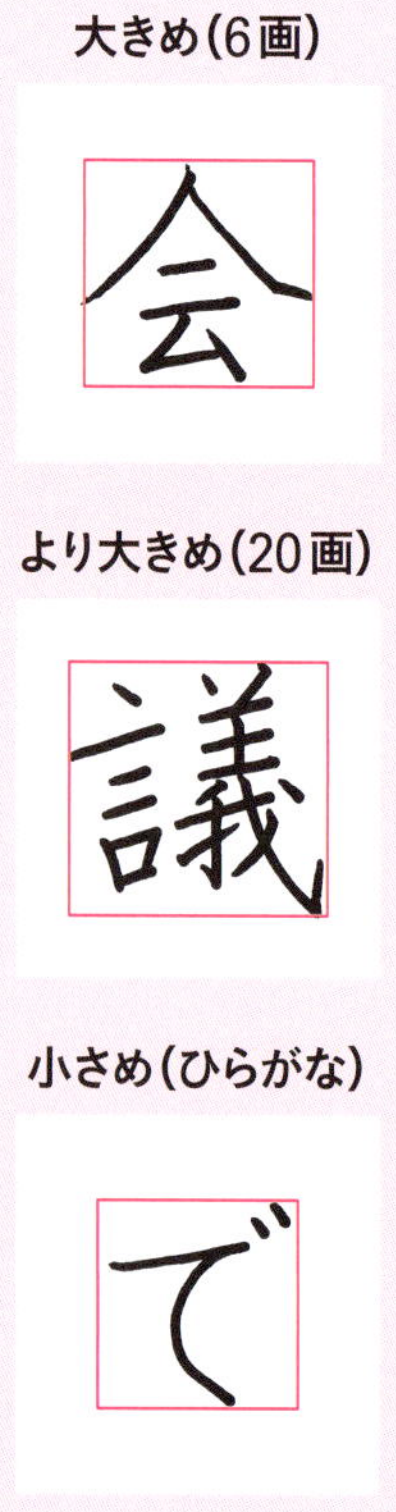
大きめ(6画)
会
より大きめ(20画)
議
小さめ(ひらがな)
で

## 縦書きの練習

字形とあきの広さを見てバランスを整えます。左右の行幅に注意しましょう。画数の多い感じはあきが狭く、画数の少ないひらがなはあきが広くなります。

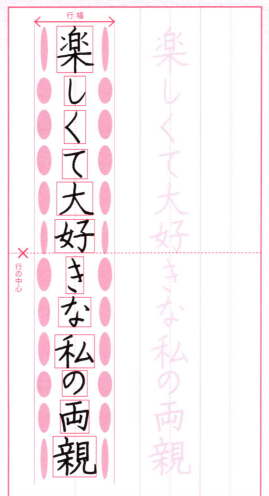

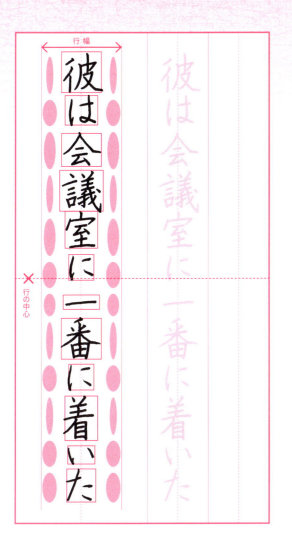

行幅

楽しくて大好きな私の両親

楽しくて大好きな私の両親

行の中心

行幅

彼は会議室に一番に着いた

彼は会議室に一番に着いた

行の中心

## 横書きの練習

横書きの場合は上下の行幅を意識して書きます。こちらも字形とあきの大きさを見てバランスを整えましょう。

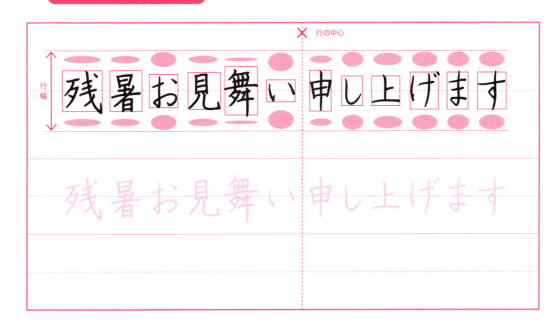

行の中心

行幅

残暑お見舞い申し上げます

残暑お見舞い申し上げます

漢字とひらがな

## 縦書き

ご自愛ください
ご自愛ください

拝察いたします
拝察いたします

週末は森林浴の予定
週末は森林浴の予定

一緒に頑張りましょう
一緒に頑張りましょう

立春を過ぎても相変わらず寒い日が続いています
立春を過ぎても相変わらず寒い日が続いています

御多幸のほどお祈り申し上げます

御多幸のほどお祈り申し上げます

後ろ髪を引かれる

後ろ髪を引かれる

太鼓判を押す

太鼓判を押す

絶対に間違いがないことを請け負う、保証を与えることの意味。江戸時代に太鼓のように大きな印判を使っていたことに由来している。

お足元の悪いところをありがとうございました

お足元の悪いところをありがとうございました



| 練習した日　月　日 | うれしかったこと |
| --- | --- |

鳴かず飛ばずの状況が続きます

鳴かず飛ばずの状況が続きます

ほっと胸をなで下ろす

ほっと胸をなで下ろす

ご縁がありましたら

ご縁がありましたら

早速、当社で検討し、導入することにします

早速、当社で検討し、導入することにします

表記の商品について下記のとおり注文いたします

表記の商品について下記のとおり注文いたします

最愛の奥様、ご子息と祝杯をあげてください

最愛の奥様、ご子息と祝杯をあげてください

ご笑納ください

ご笑納ください

異彩を放つ存在

異彩を放つ存在

美しい庭の紫陽花を眺めています

美しい庭の紫陽花を眺めています

来る8月17日をもって、創立20周年を迎えます

来る8月17日をもって、創立20周年を迎えます

# 日常で使えるペン字練習

大切な人へのお便りは、手書きで書きたいものです。美しく、読みやすい、心を込めた文字が書けるよう練習しましょう。

## はがきの表書き　～縦書き・練習～

### ◆住所で使う漢字

バランス良く、丁寧で読みやすい文字が書けるよう練習しましょう。縦書きの場合は、続く数字は漢数字で書きます。

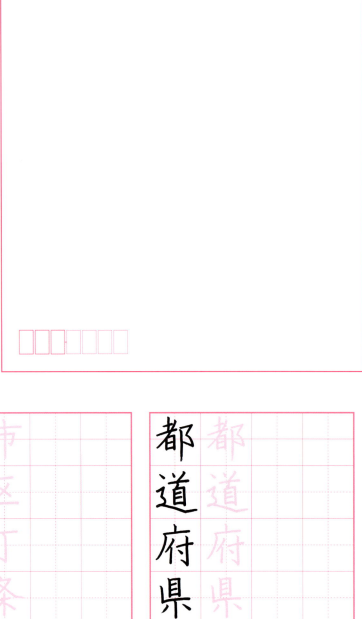

都道府県

市区丁条

## はがきの表書き　～縦書き～

**Point**

一番大きく書くのは、送り先の相手の名前です。文字と文字の間、全体のバランスを上手にとってはがき中央に書きます。読みやすい表書きを心がけましょう。

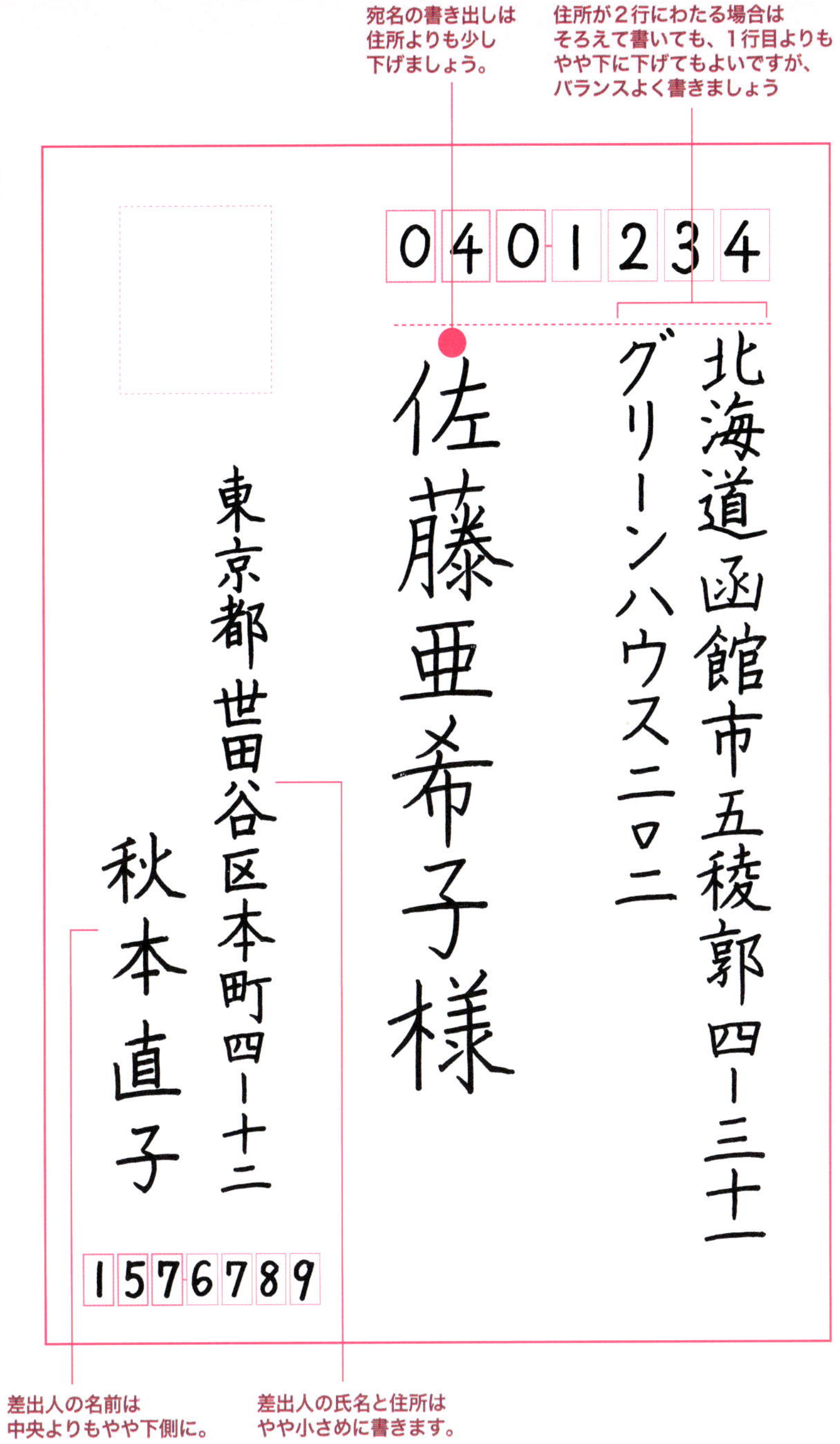

宛名の書き出しは住所よりも少し下げましょう。
住所が２行にわたる場合はそろえて書いても、１行目よりもやや下に下げてもよいですが、バランスよく書きましょう
0401234
北海道函館市五稜郭四ー三十一
グリーンハウス二〇二
佐藤亜希子様
東京都世田谷区本町四ー十二
秋本直子
1576789
差出人の名前は中央よりもやや下側に。
差出人の氏名と住所はやや小さめに書きます。


### Column　敬称の付け方

はがきの宛名につける敬称は様々。会社に対する「～御中」、世帯主と受け取り人の名字が異なるときに使う「～様方」、送付先に企業経由ではがきを送るときの「～気付」など、それぞれの書き方を見ておきましょう。

【御中】

株式会社○○○○御中

【様方】

朝日太郎様方
上原花子様

【気付】

株式会社○○○○気付
株式会社△△△△
鈴木次郎様

## 封筒の書き方　～縦書き・練習～

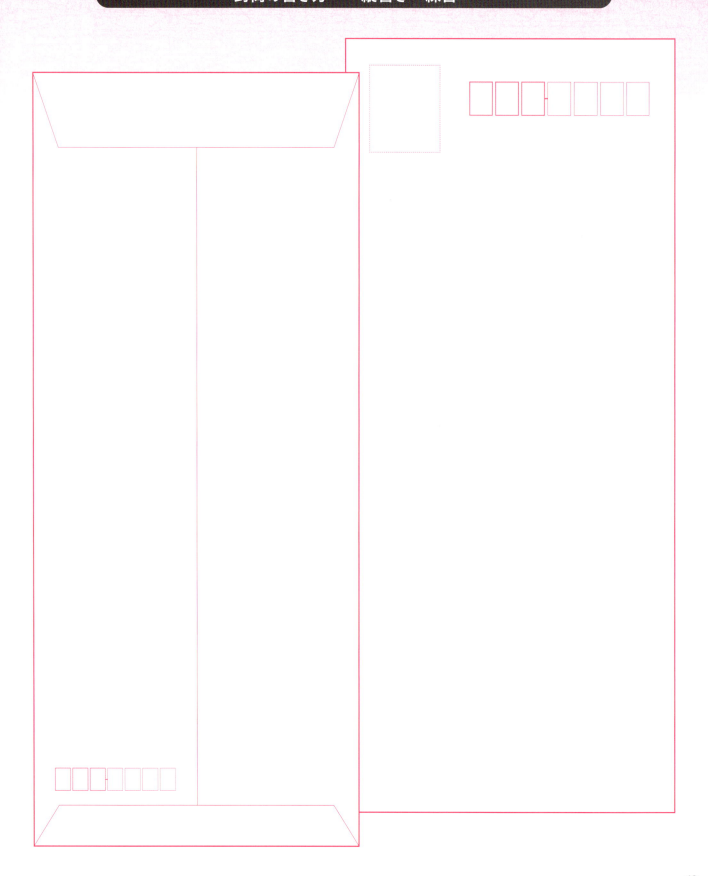

## 封筒の書き方　～縦書き～

4418888

郵便番号がマス目からはみ出さないように。

愛知県豊橋市花田五番町十三

中村悠次郎様

同じあきになるように。

名前を封筒の中心に大きく書きます。

住所は宛名よりも小さく、右3分の1の幅に収まるように。

封

封じ目に「封」「〆」などを書きます。

三月十日

日付は封筒の右上に小さい漢数字で。

島根県松江市八雲八八一－三

松森敏子

差出人の氏名は中央よりもやや下側に。

（中央）

差出人の氏名と住所はやや小さめに書きます。

6900924



| 練習した日 | 月 | 日 | 昨日の天気 |
|---|---|---|---|

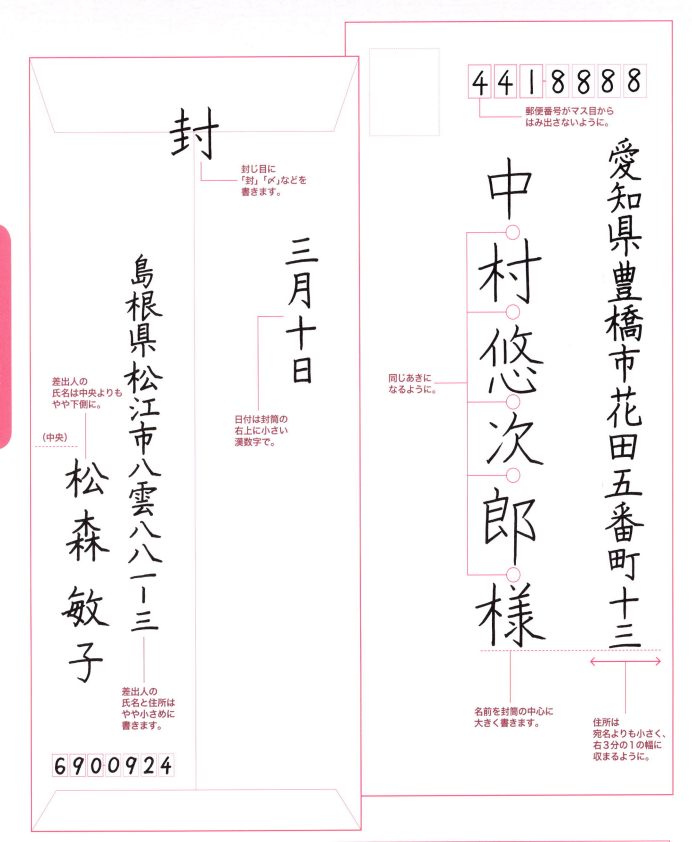

# 封筒の書き方　～横書き・練習～

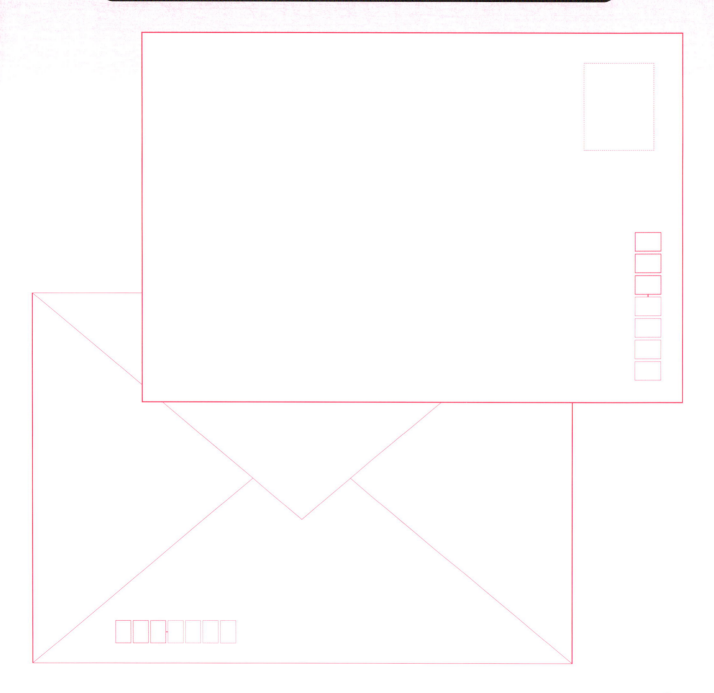

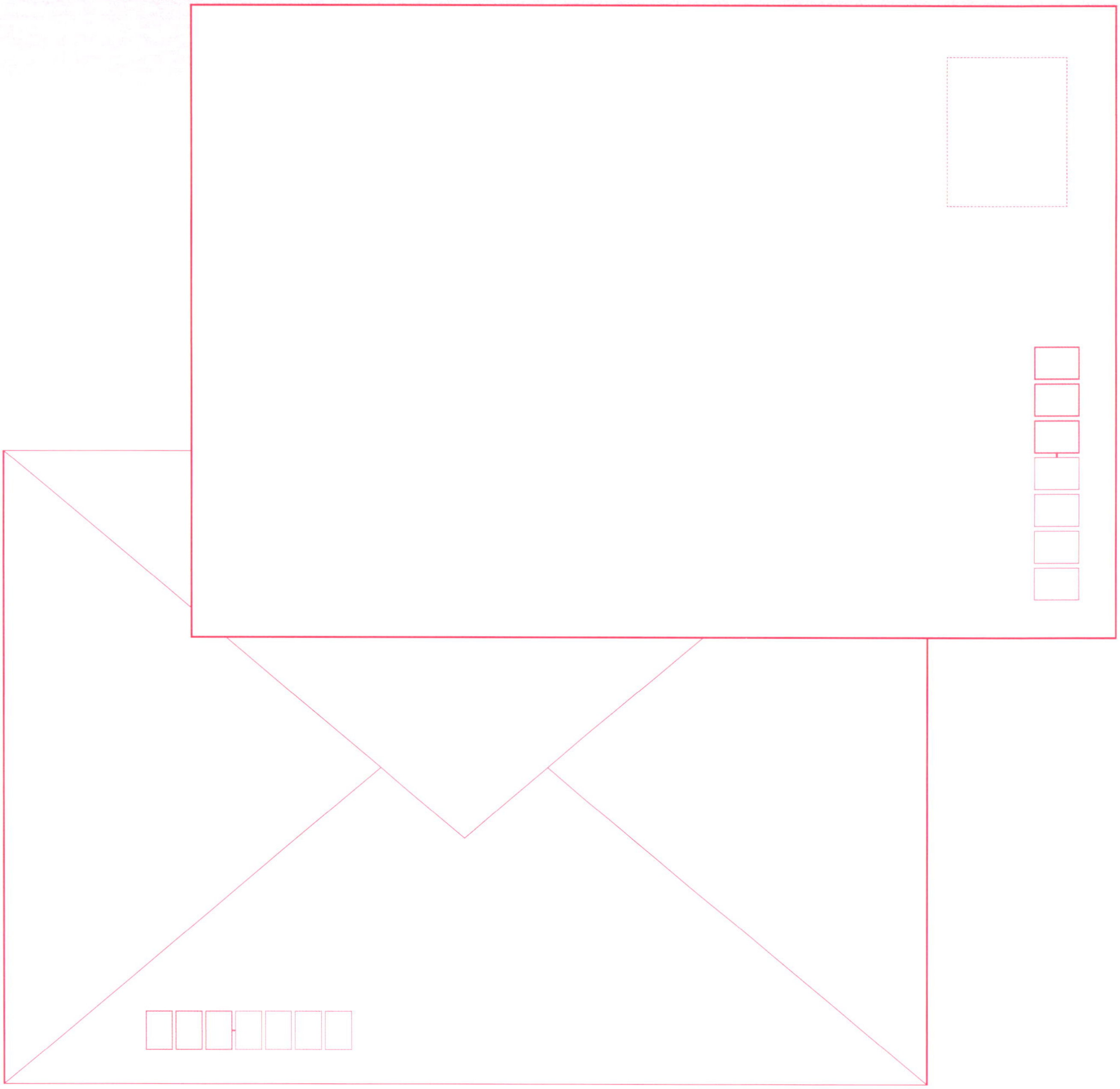

### 地名の書き方

送り先の地名は丁寧な思いが伝わるように、自分の地名は乱雑な印象にならないよう練習しましょう。

東京　東京

札幌　札幌

仙台　仙台

## 封筒の書き方　～横書き～

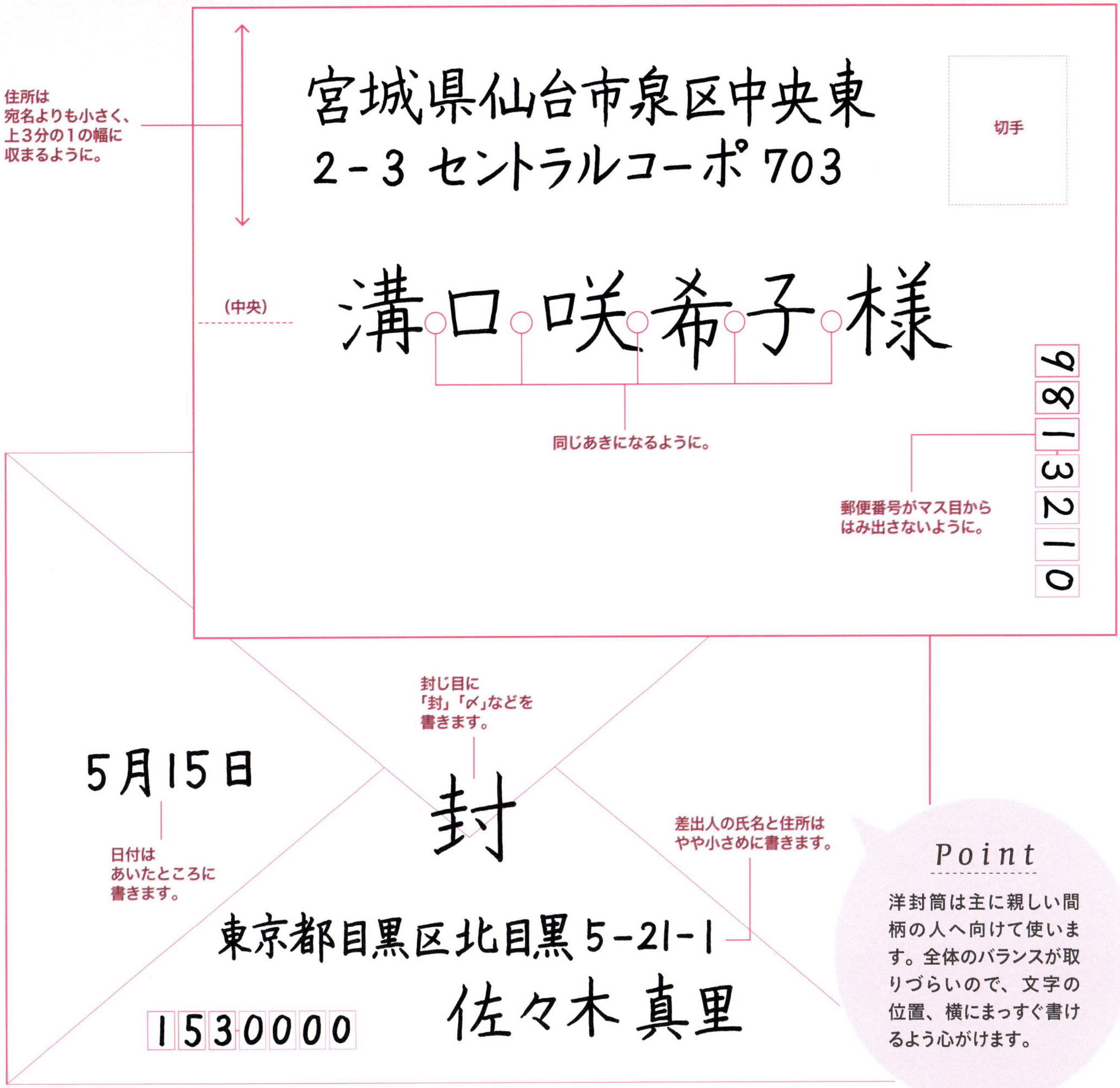
住所は
宛名よりも小さく、
上3分の1の幅に
収まるように。
宮城県仙台市泉区中央東
2-3 セントラルコーポ703
切手
(中央)
溝口咲希子様
同じあきになるように。
9813210
郵便番号がマス目から
はみ出さないように。
封じ目に
「封」「〆」などを
書きます。
5月15日
日付は
あいたところに
書きます。
封
差出人の氏名と住所は
やや小さめに書きます。
東京都目黒区北目黒5-21-1
佐々木真里
1530000

**Point**

洋封筒は主に親しい間柄の人へ向けて使います。全体のバランスが取りづらいので、文字の位置、横にまっすぐ書けるよう心がけます。

神戸　神戸

福岡　福岡

大阪　大阪

練習した日　月　日　うれしかったこと

## 一筆箋の書き方　～縦書き～

ご無沙汰しております。皆様お変わりなくお過ごし
でしょうか。今年我が家で採れたぶどうをお送り
しました。お召し上がりください。
こちらに、お越しの節は、是非お声を
おかけくださいますよう、お願いいたします。

**Point**　一筆箋には書式の決まりはありません。ひと言添えたい文章をわかりやすく丁寧に書きましょう。長文は避け、１枚で済ませるのが原則です。

## 一筆箋の書き方　〜横書き〜

先日はお忙しい中、お見舞いいただきありがとうございました。
おかげさまで父は2月17日に退院しました。
経過も順調で毎日元気に過ごさせていただいて
おります。感謝の気持ちをこめて心ばかりの品を
お贈りしましたのでご笑納ください。

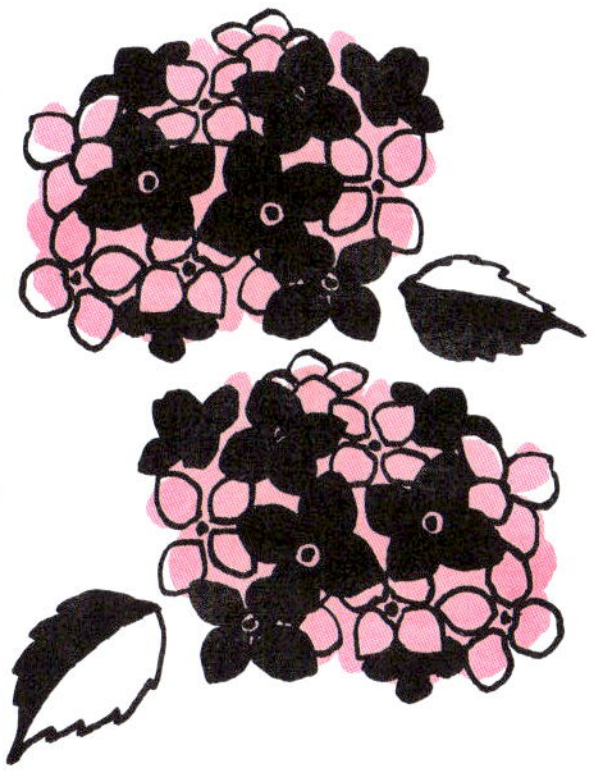

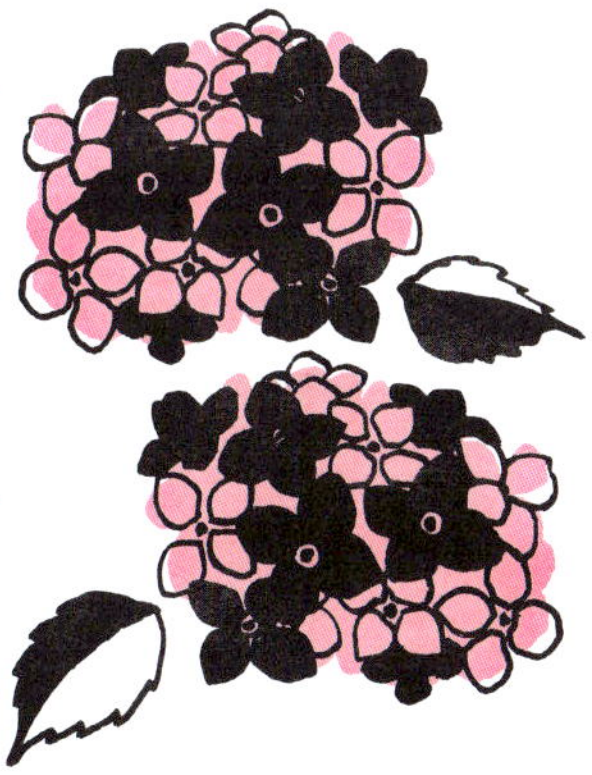

**Point**　罫線に文字がかからないよう、罫線間の中心に文字を合わせましょう。
横書きは縦書きよりも親しい人に送ります。

# 時候の挨拶

手紙、一筆箋などの書き出しとして、四季に合わせた一言を添えるのはマナーのひとつでもあります。

## 春

春寒の季節
春寒の季節

萌芽の候
萌芽の候

花曇りの昨今
花曇りの昨今

若葉萌いづる頃
若葉萌いづる頃

緑風の候
緑風の候

## 夏

薄暑の候
薄暑の候

暑気厳しき折柄
暑気厳しき折柄

向暑のみぎり
向暑のみぎり

朝夕涼味を覚える頃
朝夕涼味を覚える頃

## 秋

初秋の候

秋風が心地よい時節

菊花香る季節

小春日和の今日この頃

## 冬

師走の候

寒気厳しき折から

松の内もすぎて

新春を寿ぎ

解氷の候

# 前向きになれる言葉を書く

前向きな言葉や力強い言葉を書いて、頭の中に良いイメージを広げましょう。
背すじを伸ばし、心を落ち着けて書くことが大切です。声に出すといっそう脳活に◎。

やればできる
やればできる

うれしい便り
うれしい便り

さわやかな朝
さわやかな朝

前進あるのみ
前進あるのみ

命の洗濯
命の洗濯

感謝の気持ち
感謝の気持ち

笑顔は宝
笑顔は宝

青く澄んだ空
青く澄んだ空

待ち人来る
待ち人来る

継続は力なり

故郷へ錦を飾る

錦とは、数々の色糸で文様を織り上げた高価な織物のこと。故郷を離れていた者が出世して、錦の着物で着飾り華々しく帰郷する様子を言います。

思いたったが吉日

三人寄れば文殊の知恵

文殊とは、知恵をつかさどる菩薩の名前です。知恵のない者同士でも、複数集まって相談すれば、よいアイデアが生まれるという例えです。

千載一遇のチャンス

好きこそ物の上手なれ

人は好きなことには熱心に取り組むため上達が早いということです。何事も好きであることが、その道を極めるひとつの条件になるという意味です。

明日は明日の風が吹く

明日は今日とは吹く風（状況）が違うので、今心配しても仕方がないという意味。いずれ運が向いてくるからくよくよするな、と励ますときにも使います。

練習した日　月　日　旅行したい場所

千里の道も一歩から

千里の道も一歩から

1里は4km なので、千里は4000km のこと。遠い道のりでも一歩から始まることに例え、身近な努力の積み重ねで成功することを説いています。

聞くは一時の恥聞かぬは一生の恥

聞くは一時の恥聞かぬは一生の恥

寝る子は育つ

寝る子は育つ

急がば回れ

急がば回れ

終わり良ければすべて良し

終わり良ければすべて良し

失敗は成功のもと

失敗は成功のもと

早起きは三文の徳

早起きは三文の徳

三文とは江戸時代の最低額の貨幣一文銭三枚のことです。早起きは健康にも良く、仕事もはかどっていいことがあるという意味です。

知らぬが仏

知らぬが仏

瓢箪から駒

瓢箪から駒

瓢箪（ひょうたん）のように小さな口から大きな馬（駒）が出てくるという意味。冗談が本当になったり、ありえないことが現実に起こった場合に使います。

初心忘るべからず

初心忘るべからず

備えあれば憂いなし

備えあれば憂いなし

渡りに船

渡りに船

蟻の思いも天に届く

蟻の思いも天に届く

地を這う小さな虫でも、一心に願えば天まで思いが届くという意味です。たとえ小さな力でも、一生懸命努力することで願いが叶うことの例えです。

案ずるより産むが易し

案ずるより産むが易し

旅は道連れ世は情け

旅は道連れ世は情け

袖振り合うも多生の縁

袖振り合うも多生の縁

多生とは、何度も生まれ変わるという意味。知らない人と袖が触れ合うような小さなことでも、偶然ではなく前世からの縁であるという意味です。



練習した日　月　日　昨日の天気

縁の下の力持ち

縁の下の力持ち

塵も積もれば山となる

塵も積もれば山となる

柔よく剛を制す

柔よく剛を制す

しなやかでやわらかいほうが、かたいものの矛先をうまくかわして勝つということ。弱者が強者を負かすときなどに使われます。

善は急げ

善は急げ

足るを知る

足るを知る

欲張らずに現状に満足することで心を平穏に保つ心境を説いた老子の言葉です。分相応であることに満足できる者は心が豊かだという意味です。

短気は損気

短気は損気

雨降って地固まる

雨降って地固まる

禍も三年経てば用に立つ

禍も三年経てば用に立つ

今は災難と思えることでも、時間が経てば何かの役に立ったり、幸せの糸口になることもあるということ。無駄な経験はないという意味で使われます。

義を見てせざるは勇なきなり

義を見てせざるは勇なきなり

正しいとわかっていながらそれを実行しないのは、勇気に欠けるという意味です。義は儒教の五常（義・仁・礼・智・信）のひとつで、正義のこと。

花鳥風月

代表的な自然の風物を並べ、自然の美しい風景を表した言葉です。また、それらを題材にした詩歌や絵画をたしなんだり、鑑賞する様子を言います。

臨機応変

切磋琢磨

医食同源

食べる物は薬と同じくらい体に影響を及ぼすという意味です。日ごろから食事に気を遣うことが病気の予防になり、療養にもなるということです。

油断大敵

温故知新

出典は「論語（為政篇）」。先人の思想や学問を研究し、自分なりの見解や新しい道を見つけるという意味で、孔子が師となる条件を述べた言葉です。

先手必勝

囲碁や将棋で相手より先に指し始めることを先手と言います。先に攻撃を仕掛けることで主導権を握り、戦いを優位に運ぶ戦略のことを指します。

用意周到

一期一会

茶道の教えで、茶会にのぞむ心構えを説いたものです。人との出会いを、一生に一度の機会だと考えて大切にするべきだという意味で使われます。

千客万来

有言実行

永遠不変

時間が経っても変わらないという意味です。状況が変わっても曲がることのない信念や、時代を超えても変わらない心などを表すときに使います。

# 世界のことわざを書く

日本のことわざに似た意味のものや、独特のユーモアあふれる表現など、
言葉のひびきを楽しみながら書きましょう。

金は、泥中でも光り輝く
金は、泥中でも光り輝く
（リトアニア）

ロバにスポンジケーキ
ロバにスポンジケーキ
（ポルトガル）

「猫に小判」のポルトガル版です。ポルトガルには、“パン・デ・ロー”という焼き菓子があり、これは日本のカステラのルーツと言われています。

踏み固めた道に雑草は茂らない
踏み固めた道に雑草は茂らない
（フランス）

大笑いは涙を生む
大笑いは涙を生む
（中世ラテン）

小さなアヒルを吹き出す
小さなアヒルを吹き出す
（ラトビア）

くだらないことを言う、ウソをつくという意味。ソ連に占領されていたラトビアでは、多くの人がロシア語を話しますが、国語はラトビア語。

耳で買うな、目で買え
耳で買うな、目で買え
（チェコ）

参考文献：『世界ことわざ名言辞典』モーリス・マルー／編　田辺貞之助／監修　島津智／編訳（株式会社講談社）
『誰も知らない世界のことわざ』エラ・フランシス・サンダース／著　前田まゆみ／訳（株式会社創元社）

濡れるのを恐れる者は鱒がとれない
濡れるのを恐れる者は鱒がとれない
（スペイン）

泳ぎながら水を飲む
泳ぎながら水を飲む
（インドネシア）

一度に複数のことができること。日本語で「一石二鳥」と言いますが、実はこれは英語のことわざ「kill two birds with one stone」を訳したものです。

ブドウはお互いを見ながら熟す
ブドウはお互いを見ながら熟す
（トルコ）

人間は、まわりの人と性質が似てくるものだという意味です。トルコでは昔からブドウの栽培がさかんで、その品種も多岐にわたります。

物を書く人は二度読む
物を書く人は二度読む
（ラテン）

賭け事と旅で人柄が知れる
賭け事と旅で人柄が知れる
（ロシア）

青の問いに、緑の答えを与える
青の問いに、緑の答えを与える
（チベット）

質問されたこととは違う内容を答えること。いわゆる“天然ボケ”で答えてしまった時や、わざと答えをはぐらかす時にも使われるようです。

練習した日　月　日　最近読んだ本

カラスが飛び立ち、梨が落ちる
カラスが飛び立ち、梨が落ちる

（韓国）

同じタイミングで物事が起こったために、因果関係を疑われるという事例。似た意味で、「瓜田（かでん）に履（くつ）を納（い）れず」、「苺畑で靴ひもを結ぶ」があります。

石ころも道の一部
石ころも道の一部

（ルーマニア）

希望の王国に冬はない
希望の王国に冬はない

（ロシア）

剣には二枚の刃、人の口には百枚の刃
剣には二枚の刃、人の口には百枚の刃

（ベトナム）

流れる水には魚が豊富だ
流れる水には魚が豊富だ

（中国）

釣りをする時のポイントの見極め方に例えて、物を売るためには人通りの多い場所に店を出すのがよいという商売の秘訣を教えています。

職人は、どこでも暮らす
職人は、どこでも暮らす

（イタリア）

手に職があればどこでも暮らしていける、また、どこの町でも技芸は育つという意味。日本で言うところの「芸は身を助く」でしょうか。

一滴一滴が、いつしか湖をつくる

一滴一滴が、いつしか湖をつくる

（ブルガリア）

一つずつの積み重ねが、やがては大きな成果となる。日本の「塵も積もれば山となる」など、ほかの国でも似た意味のことわざがあります。

老木には堅い芯がある

老木には堅い芯がある

（インド）

団結は最強の砦

団結は最強の砦

（デンマーク）

料理人が何人もいると、スープは塩辛くなる

料理人が何人もいると、スープは塩辛くなる

（イタリア）

さて、羊に戻るとしようか

さて、羊に戻るとしようか

（フランス）

「閑話休題」の意味で、それてしまった話を本題に戻す時に使う慣用句です。はぐれてしまった羊たちを群れに戻すイメージでしょうか。

終わりがよければすべてよし

終わりがよければすべてよし

（中世ラテン）

練習した日　　月　　日　旅行したい場所

# 名文を書写する

有名な作品から抜き出した文章を書いてみましょう。
たった一文でも、そこから多くの情景が浮かんできます。

国境の長いトンネルを
抜けると雪国であった。

国境の長いトンネルを
抜けると雪国であった。

『雪国』川端康成

一九三五(昭和十)年からいくつかの文芸誌に分載され、その後、一九四七(昭和二二)年に完結し、翌年出版されました。無為の暮らしを送る島村と、彼に一途な想いを寄せる温泉町の若い芸者・駒子、そして駒子の友人・葉子の微妙な関係を叙情豊かに描いた作品です。

高瀬舟は京都の高瀬川を
上下する小舟である。

高瀬舟は京都の高瀬川を
上下する小舟である。

『高瀬舟』森鷗外

江戸時代を舞台とした短編小説で、一九一六(大正五)年に発表されました。島送りの罪人を乗せて川を下る高瀬舟に、ある日、弟殺しの男が乗せられます。彼の護送を担当する庄兵衛は、彼の罪人らしからぬ晴れやかな顔つきを不思議に思い、その罪を尋ねるのでした。

私は宿命的に放浪者である。
私は古里を持たない。

私は宿命的に放浪者である。
私は古里を持たない。

『放浪記』林芙美子

貧しい子ども時代からの半生を描いた作者の半自伝的小説。一九三〇(昭和五)年の初出版の後、何度か改稿・加筆されて一九三九(昭和十四)年に完成作が刊行されました。たくましく生きる主人公の姿は多くの人の共感を呼び、何度も映画や舞台作品となっています。

ジョバンニはわれを忘れて、
その星座の図に見入りました。

ジョバンニはわれを忘れて、
その星座の図に見入りました。

「銀河鉄道の夜」宮沢賢治

賢治の没翌年の一九三四(昭和九)年、文圃堂書店より出版された全集に初収された作品です。孤独な少年ジョバンニは、お祭りの夜、突然現れた不思議な汽車に乗り込みます。前の席には、なぜか親友のカンパネルラが座っていました。二人は行く先もわからないまま汽車に乗って銀河を旅をするのでした。

練習した日　月　日　昨日の天気

行く川のながれは絶えずして、しかももとの水にあらず。

行く川のながれは絶えずして、しかももとの水にあらず。

『方丈記』鴨長明

【意味】「河の流れは絶えることなく流れ続け、流れる水は同じところに留まってはいない」
鎌倉初期、戦乱や災害で世の中に不安が満ちていた時代に書かれた随筆です。清少納言『枕草子』、吉田兼好『徒然草』と並び、日本三大随筆のひとつとされています。

月日は百代の過客にして、行かふ年も又旅人也。

月日は百代の過客にして、行かふ年も又旅人也。

『おくのほそ道』松尾芭蕉

【意味】「月日とは、長い長い年月を旅する旅人のようなもので、行く年も来る年も同じように旅人なのだ」
俳人・松尾芭蕉が、門人の曾良(そら)とともに江戸を出発し、奥州・北陸を巡り大垣に至るまでの旅を記した俳諧紀行。一七〇二(元禄十五)年に刊行されました。

男もすなる日記といふものを、女もしてみむとてするなり。

男もすなる日記といふものを、女もしてみむとてするなり。

『土佐日記』紀貫之

【意味】「男の人が書いているという日記というものを、女である私も書いてみようと思います」
平安時代の和歌の名人・三十六歌仙の一人でもある紀貫之が著したもので、女性が書いたという設定で著された日記風の物語。仮名で書かれた最初の日記文学とされています。

参考文献：(P82)『あらすじで読む　日本の古典』小林保治／編著(株式会社 KADOKAWA)
(P83)『原色 小倉百人一首 朗詠 CD 付』鈴木秀雄、山口慎一、依田泰／著(株式会社文英堂)

春すぎて夏来にけらし白妙の衣ほすてふ天の香具山

春すぎて夏来にけらし白妙の衣ほすてふ天の香具山

『新古今集』より　持統天皇

【読み方】はるすぎて なつきにけらし しろたえの ころもほすちょう あまのかぐやま

「春が過ぎて夏がやって来たようだ。夏には真っ白な衣を干すと言われる香具山なのだから」

★香具山とは奈良県橿原市にある山で、天上から降りて来たという伝説を持つ山です。

朝ぼらけ有明の月とみるまでに吉野の里に降れる白雪

朝ぼらけ有明の月とみるまでに吉野の里に降れる白雪

『古今集』より　坂上是則

【読み方】あさぼらけ ありあけのつきとみるまでに よしののさとに ふれるしらゆき

「夜が明けてほのかに明るくなってきた。夜明けの月かと思うほど白々と降ってくる白雪であることよ」

★有明の月とは、夜明けの空に残ってほんのりと白く輝く月のことです。

これやこの行くも帰るも別れては知るも知らぬも逢坂の関

これやこの行くも帰るも別れては知るも知らぬも逢坂の関

『後撰集』より　蝉丸

【読み方】これやこの ゆくもかえるも わかれては しるもしらぬも おうさかのせき

「これが噂の、旅立つ人も帰る人も、知る人も知らない人も、別れてはまた逢うという逢坂の関なのですよ」

★逢坂の関は山城国(京都)と近江国(滋賀県)の境の関所でした。

| 練習した日　月　日 | うれしかったこと |
|---|---|

# 日本史の出来事を書く

日本の歴史に登場する単語の数々です。その背景にある人間ドラマを想像し、
頭のなかでタイムトラベルを楽しみながら好奇心を刺激しましょう。

（　）内は読み方

壇ノ浦の戦い（だんのうらのたたかい）

壇ノ浦の戦い

六波羅探題（ろくはらたんだい）

六波羅探題

東方見聞録（とうほうけんぶんろく）

東方見聞録

イタリアの商人であるマルコ・ポーロが、1271～95年におこなった東方（アジア）旅行の体験談を、作家・ルスティケロが記録した旅行記です。

征夷大将軍（せいいたいしょうぐん）

征夷大将軍

源氏物語（げんじものがたり）

源氏物語

平安時代、紫式部によって記された長編恋愛小説。主人公の光源氏と多くの女性たちによる愛の遍歴、そして権力を握るまでの歩みを描いた作品。

平城京（へいじょうきょう）

平城京

710年に遷都された日本の都。現在の奈良県に位置し、東西約5.9km、南北約4.8kmという豪華な街並みは「花の香りに満ちている」とうたわれるほどだった。

魏志倭人伝（ぎしわじんでん）

魏志倭人伝

大化の改新（たいかのかいしん）

大化の改新

和同開珎（わどうかいちん）

和同開珎

708年に武蔵国から銅が献上されたことで、元号が「和銅」と改められました。その際、唐の国にならって鋳造された銀銭と銅銭のことを言います。

二条河原落書《にじょうがわらのらくしょ》

1335年、京都の二条河原に掲げられたもので、当初は匿名で犯罪者を告発するものでしたが、次第に権力や社会への批判や風刺となりました。

南北朝時代《なんぼくちょうじだい》

応仁の乱《おうにんのらん》

南蛮貿易《なんばんぼうえき》

キリシタン大名《きりしたんだいみょう》

桶狭間の戦い《おけはざまのたたかい》

天正遣欧少年使節団《てんしょうけんおうしょうねんしせつだん》

九州のキリシタン大名によりローマに派遣された4人の少年たちです。1582年に長崎を出発し、ローマ方法に謁見した後、1590年に帰国しました。

清洲会議《きよすかいぎ》

1582年、本能寺の変の事態収集のために清洲城でおこなわれた会議のこと。織田信長の後継者として、次男・信雄と三男・信孝が争いました。

太閤検地《たいこうけんち》

糸割符制度《いとわっぷせいど》

江戸時代、幕府が特定の商人たちに特権を与え、輸入生糸を一括購入させた制度。ポルトガル商人らの利益独占を阻む目的がありました。

武家諸法度《ぶけしょはっと》



練習した日　月　日　旅行したい場所

参勤交代《さんきんこうたい》
参勤交代

明暦の大火《めいれきのたいか》
明暦の大火

1657年、本郷の本妙寺で法会のために焼いた振袖が火元となり、江戸市街の大半と江戸城天守までが焼失。別名「振袖火事」とも言われます。

生類憐みの令《しょうるいあわれみのれい》
生類憐みの令

享保の改革《きょうほうのかいかく》
享保の改革

解体新書《かいたいしんしょ》
解体新書

昌平坂学問所《しょうへいざかがくもんじょ》
昌平坂学問所

当初は私塾でしたが、寛政の改革で朱子学が正学とされ、1690年に上野から湯島に移転し江戸幕府直轄の教育機関となりました。

大日本沿海輿地全図《だいにほんえんかいよちぜんず》
大日本沿海輿地全図

暦学・測量を学んだ伊能忠敬が、幕府の命により全国の沿岸を実測し、地上の測量と天体観測による緯度測定を組み合わせて作成した日本地図です。

天保の大飢饉《てんぽうのだいききん》
天保の大飢饉

ペリー来航《ぺりーらいこう》
ペリー来航

桜田門外の変《さくらだもんがいのへん》
桜田門外の変

薩長同盟《さっちょうどうめい》
薩長同盟

鳥羽伏見の戦い《とばふしみのたたかい》

鳥羽伏見の戦い

五箇条の御誓文《ごかじょうのごせいもん》

五箇条の御誓文

江戸城無血開城《えどじょうむけつかいじょう》

江戸城無血開城

1868年、新政府側の代表・西郷隆盛と、旧幕府側の代表・勝海舟の話し合いの末、武力衝突することなく新政府軍に江戸城が明け渡されました。

廃藩置県《はいはんちけん》

廃藩置県

中央集権体制をさらに強化させるため、1871年に藩を廃止し、新たに府県が設置されました。各府県には県知事として政府の官吏が派遣されました。

文明開化《ぶんめいかいか》

文明開化

神風連の乱《しんぷうれんのらん》

神風連の乱

1876年、新政府に不満を持つ熊本の旧士族たちが起こした反乱。これに呼応し、福岡県で秋月の乱、山口県で萩の乱など旧士族の反乱が相次ぎます。

鹿鳴館時代《ろくめいかんじだい》

鹿鳴館時代

ポーツマス条約《ぽーつますじょうやく》

ポーツマス条約

大正デモクラシー《たいしょうでもくらしー》

大正デモクラシー

大正期に広がった民主主義的風潮。吉野作造がデモクラシーの訳語として「民本主義」を唱えるなど、官僚政治への批判が国民にも広がりました。

高度経済成長《こうどけいざいせいちょう》

高度経済成長



練習した日　月　日　昨日の天気

# 日本の駅名を書く

有名な駅から少し変わった名前の駅まで、駅の名前を書いてみましょう。
気になる駅名は路線図を調べるなど、興味・関心を広げていく学習は脳活にも最適です。

京都 京都

倉敷 倉敷

下関 下関

博多 博多

鹿児島中央 鹿児島中央

JR 九州新幹線の終着駅。西口には推定樹齢三千年の屋久杉が置かれ、待ち合わせや休憩スポットとしても人気です。

金沢 金沢

JR 北陸新幹線が通っている石川県の玄関口。美しい建築が有名で、アメリカの旅行誌が選ぶ「世界で最も美しい駅」14選に選ばれたことも。

上野 上野

熱海 熱海

静岡県熱海市にある駅で、JR 東海道新幹線と東海道本線などが乗り入れています。温泉地として有名で、かつては新婚旅行先として大変な人気でした。

名古屋 名古屋

近江八幡 近江八幡

札幌 札幌

米沢 米沢

郡山 郡山

那須塩原 那須塩原

JR 東北新幹線と東北本線との接続駅で、栃木県那須塩原市にあります。リゾート地として人気の那須高原や塩原温泉にアクセスしやすい駅です。

燕三条 燕三条

新潟県燕市と三条市の堺に位置する、JR 上越新幹線と弥彦線の接続駅です。燕三条地区は、洋食器や金物など、ものづくりタウンとして有名です。

母恋

読み方は「ぼこい」。北海道室蘭市にあるJR北海道室蘭本線の駅の名です。毎年5月の母の日に合わせて「母の日記念乗車券」が発売されます。

新函館北斗

北海道新幹線の終着駅であり、北海道各地への乗換駅となっています。駅名は函館市と、駅が位置する北斗市の両方の希望からつけられました。

くりこま高原

JR東北新幹線の駅で、宮城県栗原市にあります。栗駒山を中心とした周辺は国定公園に指定されており、トレッキングコースとしても人気です。

夜ノ森

読み方は「よのもり」。福島県双葉郡にあるJR常磐線の駅です。2011年の東日本大震災による福島第一原発事故の避難区域にあり現在も休止中です。

黒部宇奈月温泉

JR北陸新幹線の駅で、富山県黒部市にあります。秋の紅葉時期に人気の黒部渓谷へは、隣接する新黒部駅で富山地方鉄道に乗り換えて向かいます。

御花畑

埼玉県秩父市にある秩父鉄道の駅です。近隣の観光名所「芝桜の丘」がイメージできるよう、2009年から「芝桜駅」という副駅名が設定されました。

恋路

のと鉄道能登線の駅で、能登線の廃止により2005年に廃駅となりました。現在は、隣接する宗玄酒造との間にトロッコが走り観光客に人気です。

大歩危

読み方は「おおぼけ」。徳島県三好市にあるJR土讃線の駅で、次駅「小歩危（こぼけ）」とともに「おおぼけ・こぼけ」と呼ばれ親しまれています。

夜明

読み方は「よあけ」。JR久大本線と日田彦山線が乗り入れる駅で、大分県日田市にあります。無人駅ですが、ロマンある駅名で旅行者に人気です。

土々呂

宮崎県延岡市土々呂町にあるJR日豊本線の駅です。アニメ映画「となりのトトロ」のキャラクターと同じ読みであることから話題となりました。

南阿蘇水の生まれる里白水高原

練習した日　月　日　うれしかったこと

# 世界遺産を書く

その雄大な自然や古代の謎、人々が紡いできた歴史を想像しながら書きましょう。
写真を調べるなどして楽しみを広げるのもひとつの方法です。

グランド・キャニオン国立公園
グランド・キャニオン国立公園

北米アリゾナ州北西部にあり、東西の全長約446kmにもおよぶ世界最大級の渓谷です。20億年から2億5千万年前の地層が現れた貴重な地質です。

自由の女神像
自由の女神像

アメリカ独立100周年を記念し、フランスからアメリカに贈られたもので、正式名称は「Liberty Enlightening the World」です。

ガラパゴス諸島
ガラパゴス諸島

南米エクアドルにあり、多くの大小の島々と岩礁から構成されています。独自の進化を遂げた珍しい動植物が数多く生息していることで有名です。

マチュ・ピチュの歴史保護区
マチュ・ピチュの歴史保護区

ペルーのウルバンバ渓谷の山間、標高2280mにある古代インカ帝国の遺跡。「空中都市」と呼ばれ、当時の実態の多くは未だ謎に包まれています。

ヴェルサイユの宮殿と庭園
ヴェルサイユの宮殿と庭園

17世紀フランスの王、ルイ14世の宮殿で、当時の栄華を象徴する施設。パリ郊外にあり、すべて見学するには丸一日かかると言われています。

アマルフィ海岸
アマルフィ海岸

イタリア・ナポリの南東に位置する、断崖絶壁が続く風光明媚な海岸です。その中心都市アマルフィは、中世に海洋都市として栄えた街です。

カムチャツカ火山群
カムチャツカ火山群

ロシアにあり、環太平洋造山帯に位置する火山群です。「火山の博物館」と呼ばれるほど多彩な噴火様式で生み出された貴重な地形が見られます。

ヘラクレスの塔
ヘラクレスの塔

スペイン北部、アルタブロ湾の西端にあるローマ建築の灯台です。ローマ時代に建築されて以来、今もなお現役の灯台として利用されています。

タージ・マハル
タージ・マハル

インド北部アーグラにあるムガル帝国第５代皇帝の妃ムムターズ・マハルの墓廟で、インド・イスラム文化の代表的建築物と言われています。

ダンブッラの黄金寺院
ダンブッラの黄金寺院

紀元前３世紀頃に造られたとされるスリランカの石窟寺院。釈迦に関連した聖像や、スリランカ王の像、ヒンドゥー教の神像が祀られています。

アンコール
アンコール

カンボジアにあるヒンドゥー教の寺院建築を中心とする遺跡群。長い内戦で多くの仏像が破壊されましたが、現在修復作業が進められています。

古都アユタヤ
古都アユタヤ

14～18世紀に栄えたタイのアユタヤ王朝の遺跡群です。1767年にビルマの攻撃を受けて滅亡し、その際に多くの建造物や仏像が破壊されました。

タスマニア原生地域
タスマニア原生地域

オーストラリア・タスマニア州の自然保護区の総称です。ウォンバットやカモノハシなど、オーストラリア固有種が生息することで知られています。

九寨溝《きゅうさいこう》の渓谷の景観と歴史地域
九寨溝の渓谷の景観と歴史地域

中国四川省北部のチベット族、チャン族自治州に位置します。とくにエメラルド色の美しい湖が有名で、底に沈んだ倒木が見えるほど澄んでいます。

練習した日　　月　　日　最近読んだ本

万里の長城

万里の長城

中国の歴代王朝が北方民族の侵攻を食い止めるために造られた全長約6000kmにもおよぶ城壁。

秦の始皇陵

秦の始皇陵

中国史上初の皇帝・秦の始皇帝の陵墓で、陝西省西安市の郊外にあります。

済州火山島と溶岩洞窟群

済州火山島と溶岩洞窟群

済州島は韓国本土の南に位置する島で、韓国では人気のリゾート地でもあります。

白神山地

白神山地

青森県から秋田県にかけて広がる山地帯。人為的な影響をほとんど受けていないブナの原生林。

小笠原諸島

小笠原諸島

東京の南方約千kmの太平洋上に散在する30ほどある島々で、多くの固有種が生息しています。

法隆寺地域の仏教建造物

法隆寺地域の仏教建造物

奈良県の法隆寺に属する47棟と法起寺に属する11棟の仏教建築群。

紀伊山地の霊場と参詣道

紀伊山地の霊場と参詣道

和歌山、奈良、三重にまたがる3つの霊場「吉野・大峯」「熊野三山」「高野山」。

富岡製糸場と絹産業遺産群

富岡製糸場と絹産業遺産群

1872年に生糸輸出のために設立された日本初の本格的な器械製糸場です。

練習した日　月　日｜旅行したい場所

# 脳活思い出し
# 美文字トレーニング

四字熟語、名文、日本史の出来事など、
これまでのページで練習してきた言葉を使って
トレーニングをしてみましょう。
94～97ページの穴埋め問題では
既出の言葉の一部が空欄になっているので
ヒントを頼りに思い出しながら練習ができます。
練習の成果を実感できることはもちろん、
思い出そうと脳を働かせることは
ズバリ！　脳活のひとつでもあります。
さらに、健康脳を維持するトレーニングとして、
単語クイズや一日のことを思い出しながら書く
日記も設けています。
ぜひチャレンジしてみて下さい。

**思い出しトレーニング**

穴埋め問題
- 四字熟語
- 日本史の出来事
- 世界のことわざ
- 世界遺産
- 日本の駅名

プラスα

**さらに脳活におすすめ！**

十字単語クイズ
漢字合体クイズ
昨日の出来事を書き出しましょう
思い出しながら日記を書きましょう

# 穴埋め問題

空欄に文字を書き入れて、四字熟語や世界のことわざ、駅名、世界遺産の名称を完成させましょう。

すべてこれまでに練習した単語です。思い出すことも脳トレにつながります。

## 四字熟語

**例題**

こちらに清書を　　穴埋めしましょう

❶ 生涯に一度の出会いを大切に。

□期□会

ヒントを参考に、右列の空欄に適切な文字を書き入れ、同時にお手本の文字をなぞってパズルを完成させましょう。左列は清書用です。（答えは P.95、P.97にあります）

❶ 客が絶え間なく訪れる様子。

□客□来

❷ いつまでも変わらないこと。

□遠不□

❸ 気を抜いてはいけません。

油□□敵

❹ 昔の出来事から新しい知識を得ます。

□故□新

❺ 先に攻撃を仕掛けます。

□□必勝

❻ 手抜かりなく用意すること。

用意□□

❼ 自然の美しい風景のこと。

花□風□

❽ 状況に応じて柔軟に対応します。

□機応□

❾ 努力に努力を重ねます。

□磋□磨

❿ 健康維持には医療も食事も大切。

□□同源

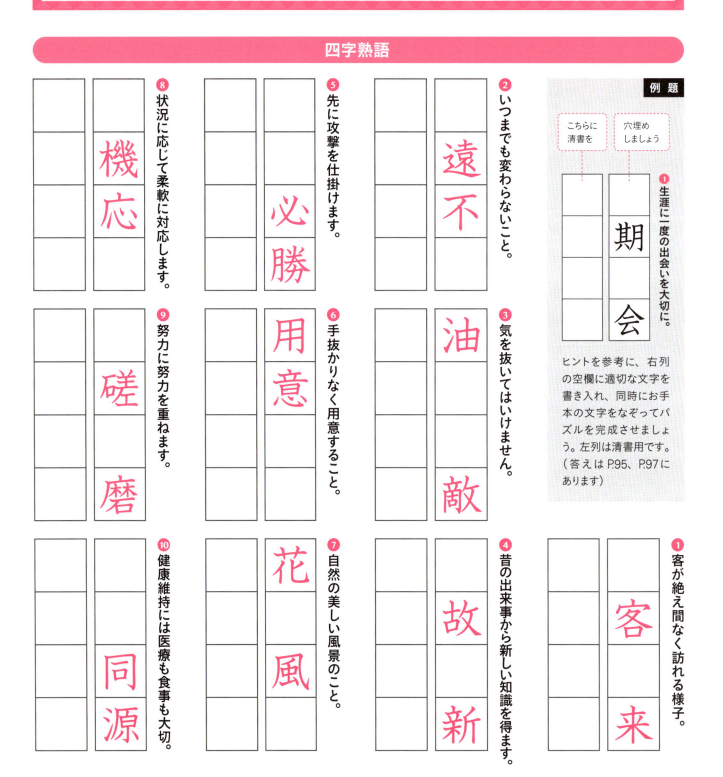

## 世界のことわざ

⑪「猫に小判」と似た意味のことわざ。ポルトガルではこう言います。

ロバに

⑫くだらないおしゃべりをするという意味のラトビアのことわざです。

小さな　　　を吹き出す

⑬ロシアのことわざです。人間の本性が出る場面を指しています。

　　　とで人柄が知れる

⑭商売の秘訣を示した中国のことわざです。

流れる水には　が豊富だ

【P.94 四字熟語の答え】
①千客万来　②永遠不変　③油断大敵
④温故知新　⑤先手必勝　⑥用意周到
⑦花鳥風月　⑧臨機応変　⑨切磋琢磨
⑩医食同源

【P.95 世界のことわざの答え】
⑪ロバにスポンジケーキ
⑫小さなアヒルを吹き出す
⑬賭け事と旅で人柄が知れる
⑭流れる水には魚が豊富だ

## 日本の駅名

15 金物で有名な新潟県の地区。

燕□□
□□□

16 北陸のターミナル駅です。

金□
□□

17 温泉で有名なリゾート地。

□海
□□

18 九州新幹線の終着駅。

□□□中央
□□□□□

19 関西の古都と言えば…。

□都
□□

20 九州の玄関口です。

博□
□□

21 母の日の記念切符が人気。

□恋
□□

22 北海道新幹線の終着駅。

□函館□□
□□□□□

## 日本史の出来事

23 邪馬台国について記されています。

魏志□□□
□□□□□

24 古代日本の銭貨です。

□□開珎
□□□□

25 710年に遷都されました。

□□京
□□□

26 江戸時代の輸入生糸に関する制度。

□□□制度
□□□□□

27 大正期の自由主義、民主主義の一連の運動です。

大正□□□□□□
□□□□□□□□

㉘ フランスからアメリカに贈られました。

自由の□□□

㉙ 南米エクアドルにある島々。珍しい動植物の宝庫です。

□□□□□諸島

㉚ フランス宮廷文化の象徴です。

□□□□□□の宮殿と庭園

㉛ ムガル帝国第5代皇帝が妃のために建てた墓廟。

□□□・マハル

㉜ 中国にある長い長い城壁です。

□□□長城

㉝ タイの王朝の遺跡群。14～18世紀に栄えました。

古都□□□□

㉞ 東京の南方の太平洋上にある島々です。

□□□諸島

【P.96 日本の駅名の答え】

⑮燕三条　⑯金沢　⑰熱海　⑱鹿児島中央

⑲京都　⑳博多　㉑母恋　㉒新函館北斗

【P.96 日本史の出来事の答え】

㉓魏志倭人伝　㉔和同開珎　㉕平城京

㉖糸割符制度　㉗大正デモクラシー

【P.97 世界遺産の名称の答え】

㉘自由の女神像　㉙ガラパゴス諸島

㉚ヴェルサイユの宮殿と庭園

㉛タージ・マハル　㉜万里の長城

㉝古都アユタヤ　㉞小笠原諸島

# 十字単語クイズ

空欄に漢字を書き入れてパズルを完成させましょう。この本で初めて出てくる漢字もあります。いろんな単語を思い浮かべて脳に刺激を与えましょう。

**5**

| | | |
|---|---|---|
| | 乗 | |
| 列 | | 両 |
| | 窓 | |

**2**

| | | |
|---|---|---|
| | 行 | |
| 時 | | 故 |
| | 件 | |

**例題**

| | | |
|---|---|---|
| | 平 | |
| 温 | 和 | 音 |
| | 歌 | |

| | | |
|---|---|---|
| | 可 | |
| 未 | 決 | 闘 |
| | 済 | |

矢印の方向に読んで漢字二文字の単語がそれぞれ成立するように、真ん中の空欄に漢字を一文字書き入れてください。（答えはP.99にあります）

**6**

| | | |
|---|---|---|
| | 直 | |
| 五 | | 覚 |
| | 想 | |

**3**

| | | |
|---|---|---|
| | 音 | |
| 神 | | 隊 |
| | 曲 | |

**7**

| | | |
|---|---|---|
| | 借 | |
| 背 | | 気 |
| | 色 | |

**4**

| | | |
|---|---|---|
| | 拍 | |
| 両 | | 法 |
| | 話 | |

**1**

| | | |
|---|---|---|
| | 工 | |
| 所 | | 品 |
| | 業 | |

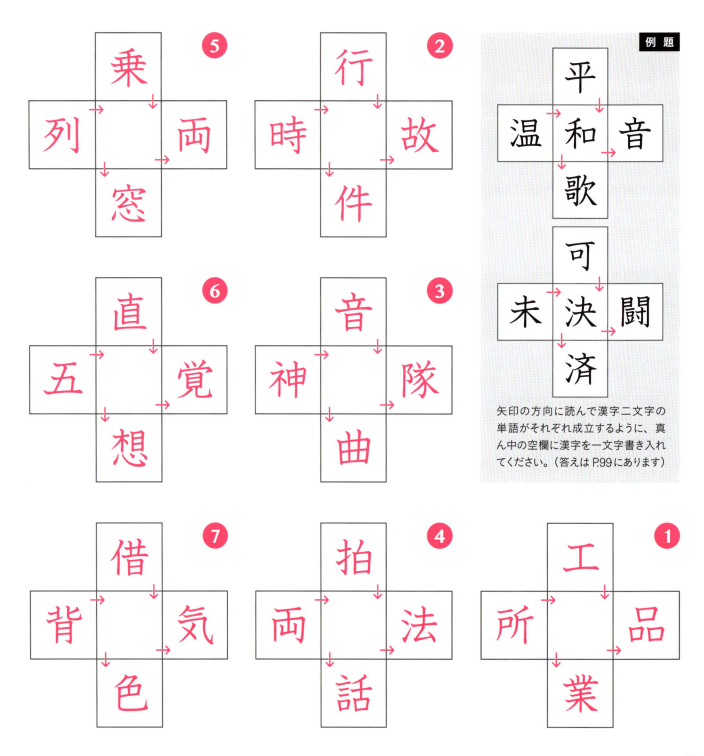

**8**
朝
夕 □ 間
欲

**9**
手
見 □ 当
棚

**10**
人
活 □ 力
迫

**11**
科
修 □ 校
習

**12**
必
優 □ 利
算

**13**
後
二 □ 界
相

**14**
調
文 □ 斎
物

**15**
傷
腹 □ 配
臓

**16**
国
家 □ 閣
科

【答え】
①作 ②事 ③楽 ④手 ⑤車 ⑥感 ⑦景 ⑧食 ⑨本
⑩気 ⑪学 ⑫勝 ⑬世 ⑭書 ⑮心 ⑯内

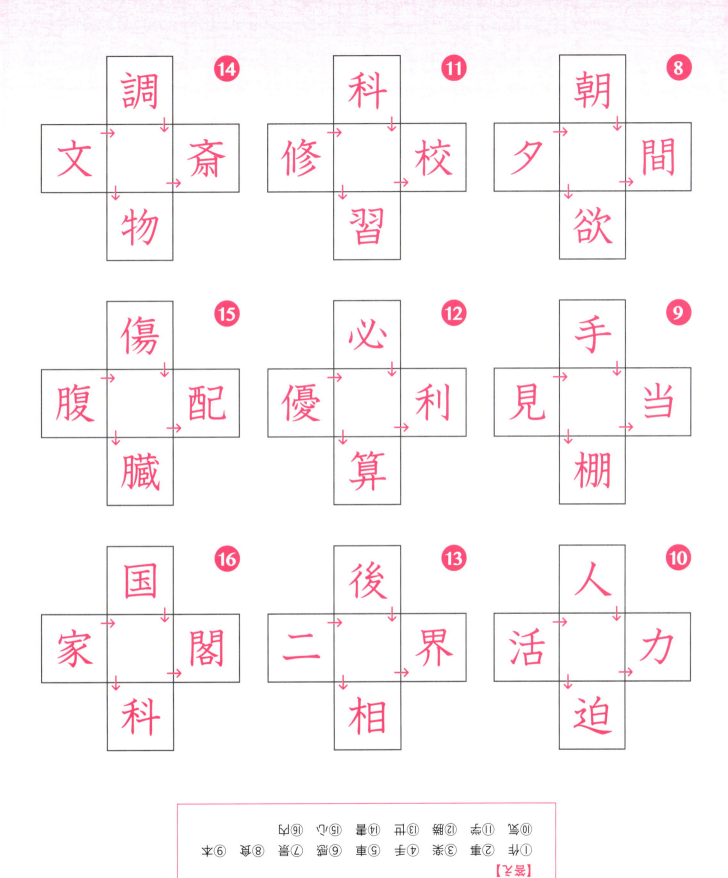

# 漢字合体クイズ

**解体された漢字を組み合わせて一つの漢字を作りましょう。**
**各パーツのバランスを考えながら書くことで、脳のトレーニングになります。**

**例題**

十 + 専 = 博

まずは、お手本の漢字を上からなぞり、右の空欄にそれらを合わせて一つの漢字を作りましょう。左右や上下、各パーツのバランスを考えながら書いてみてください。（答えはP.101にあります）

1. 言 + 志 = 
2. 王 + 求 = 
3. 石 + 少 = 
4. 日 + 青 = 
5. 走 + 己 = 
6. 米 + 花 = 
7. 金 + 同 = 
8. 魚 + 占 = 
9. 糸 + 田 = 
10. 馬 + 尺 = 

⑪ 士 ＋ 心 ＝ □

⑫ 此 ＋ 木 ＝ □

⑬ 化 ＋ 貝 ＝ □

⑭ 成 ＋ 皿 ＝ □

⑮ 雨 ＋ 路 ＝ □

⑯ 黒 ＋ 土 ＝ □

⑰ 敏 ＋ 糸 ＝ □

⑱ 解 ＋ 虫 ＝ □

⑲ 木 ＋ 目 ＋ 心 ＝ □

⑳ 米 ＋ 大 ＋ 頁 ＝ □

【答え】

①誌 ②球 ③砂 ④晴 ⑤起 ⑥糀 ⑦銅 ⑧鮎 ⑨細 ⑩駅

⑪志 ⑫柴 ⑬貨 ⑭盛 ⑮露 ⑯墨 ⑰繁 ⑱蟹 ⑲想 ⑳類

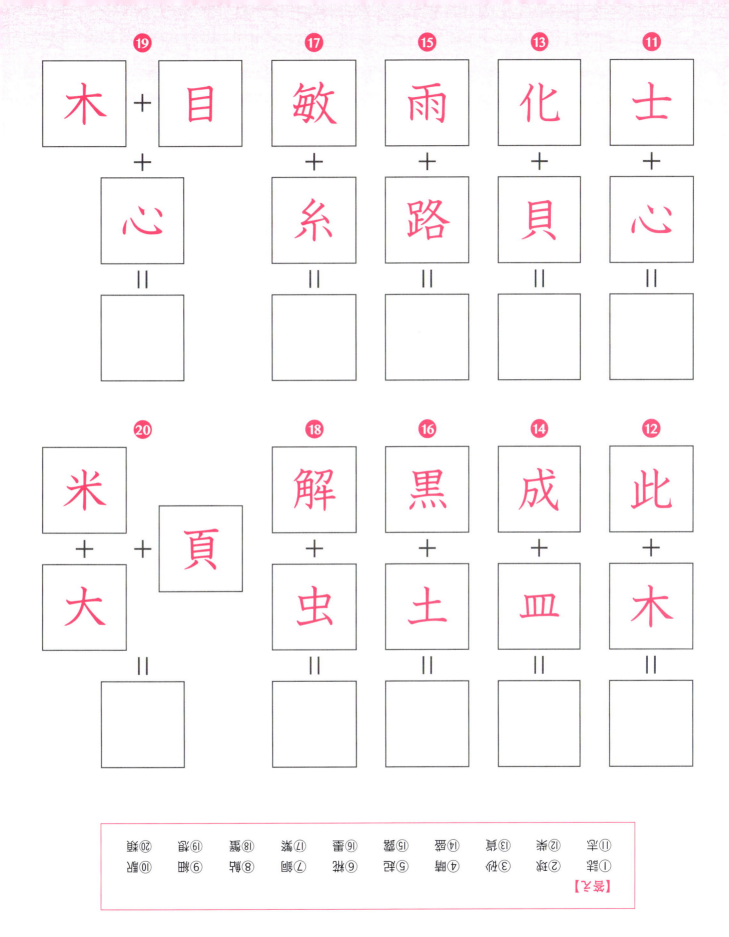

# 昨日の出来事を書き出しましょう

過去のことを思い浮かべることは健康的な脳を維持するために大変効果的です。
昨日の天気や印象に残った出来事を思い出して、項目ごとに書き出してみましょう。

**昨日の天気**　《例》曇りのち晴れ

**昨日の起床時間**　《例》6時30分

**昨日の午前中の出来事**　《例》中央公園まで犬の散歩。桜の花は六分咲きといったところ。

**昨日の午後の出来事**　《例》スポーツクラブで水泳のクラスに参加する。

**昨日印象的だった出来事**　《例》向かいの山本さんから静岡のお土産をいただいた。

**昨日一番美味しかったメニュー**　《例》昼食に作ったレタスチャーハン。レタスの食感がよかった。

# 思い出しながら日記を書きましょう

右ページの項目をまとめて、昨日の出来事を日記として書いてみましょう。
また、一昨日の日記にもチャレンジしてみてください。コピーすれば何度も使えます。

月　日（　）天気

月　日（　）天気

## 「脳活」監修　**瀧 靖之**（たきやすゆき）

1970年生まれ。医師。医学博士。東北大学大学院医学系研究科博士課程卒業。東北大学加齢医学研究所機能画像医学研究分野教授。東北大学東北メディカル・メガバンク機構教授。東北大学加齢医学研究所で脳のMRI画像を用いたデータベースを作成し、脳の発達、加齢のメカニズムを明らかにする研究者として活躍。読影や解析をした脳MRIはこれまでに16万人にのぼる。「脳の発達と加齢に関する脳画像研究」「睡眠と海馬の関係に関する研究」「肥満と脳萎縮の関係に関する研究」など多くの論文を発表。学術誌をはじめ新聞・テレビなど、マスコミでも数多く取り上げられ注目を集めている。主な著書に『生涯健康脳 こんなカンタンなことで 脳は一生、健康でいられる！』（ソレイユ出版）、『16万人の脳画像を見てきた脳医学者が教える「賢い子」に育てる究極のコツ』（文響社）など多数。

## 「手本」監修　**大平恵理**（おおひらえり）

1965年生まれ。大東文化大学出身、かつて東京都青梅市に拠点を構えた旧・日本書写能力検定委員会で育ち、同委員会の会長・理事長を務める。早くから同委員会の大会・検定手本の揮毫を担う。2010年、日本語と伝統文化の継承発展を掲げ、一般社団法人日本書字文化協会を設立。同協会代表理事・会長。全国から受験を募る書字能力検定、ライセンス（資格）付与試験を実施。全国書写書道大会を夏、冬に開催、各地での講習会に応じている。主な市販著書に『えんぴつ文字練習帳初級・中級・上級編』『硬筆文字練習帳実力養成編・応用発展編』5冊シリーズ（いずれも角川学芸出版）、「はじめてのえんぴつれんしゅうちょう」（KADOKAWA、角川書店）、『また使えるえんぴつ書き練習帳』『えんぴつひらがなれんしゅうちょう』（いずれも金園社）。監修本に『ドラえもんの国語おもしろ攻略　きれいな文字が書ける』（小学館）。


**STAFF**

編集／山田悟史、青木奈保子、池田かおり
デザイン／加藤美保子、高橋千恵子
装丁イラスト／つゆこ
本文イラスト／イナアキコ


### 参考文献


『あらすじで読む　日本の古典』
小林保治／編著（株式会社KADOKAWA）
『原色　小倉百人一首　朗詠CD付』
鈴木秀雄、山口慎一、依田泰／著（株式会社文英堂）
『世界ことわざ名言辞典』
モーリス・マルー／編　田辺貞之助／監修
島津智／編訳（株式会社講談社）
『誰も知らない世界のことわざ』
エラ・フランシス・サンダース／著
前田まゆみ／訳（株式会社創元社）


# 美しい文字が書ける
# 書き込み式 脳活ペン字練習帳


監　修　瀧靖之・大平恵理
編　著　朝日新聞出版
発行者　今田俊
発行所　朝日新聞出版
〒104-8011
東京都中央区築地5-3-2
電話（03）5541-8996（編集）
（03）5540-7793（販売）
印刷所　大日本印刷株式会社




ISBN　978-4-02-333133-4